现代灸疗

主　编　沈　涛

副主编　王明臻

编　委（以姓氏笔画为序）

王兆丽　吕　宪　刘　永

苏吉杭　李　恺　殷　颖

中国中医药出版社

·北　京·

图书在版编目（CIP）数据

现代灸疗/沈涛主编．—北京：
中国中医药出版社，2020．8
ISBN 978-7-5132-6159-3

Ⅰ．①现…　Ⅱ．①沈…　Ⅲ．①灸法　Ⅳ．①R245．8

中国版本图书馆 CIP 数据核字（2020）第 041247 号

中国中医药出版社出版

北京经济技术开发区科创十三街 31 号院二区 8 号楼
邮政编码　100176
传真　010-64405750
山东百润本色印刷有限公司印刷
各地新华书店经销

开本 787×1092　1/16　印张 9.75　彩插 0.5　字数 204 千字
2020 年 8 月第 1 版　2020 年 8 月第 1 次印刷
书号　ISBN 978-7-5132-6159-3

定价　39.00 元
网址　www.cptcm.com

社 长 热 线　010-64405720
购 书 热 线　010-89535836
维 权 打 假　010-64405753

微信服务号　zgzyycbs

微商城网址　https：//kdt.im/LIdUGr
官 方 微 博　http：//e.weibo.com/cptcm
天猫旗舰店网址　https：//zgzyycbs.tmall.com

编写说明

　　《现代灸疗》是根据国务院办公厅《中医药健康服务发展规划（2015—2020年）》和第十三届全国人民代表大会第二次会议精神，将天真阁的灸疗临床整理成册，与全民分享，用实际行动支持中医药事业传承创新和发展，希望为全面提高全民的中医认知水平和更好地为临床服务，献出绵薄之力。

　　《现代灸疗》是注重临床思维培养和技能训练指导的一本专业书籍，对临床实践具有重要意义。是天真阁的同仁在沈涛副教授的带领下，对七年多的艾灸临床的整理。天真阁坚持以传统的纯中医为指导，以推拿、点穴、艾灸和药食同源的方法，面对临床诸症，取得了不错的疗效，为了让广大人民群众用最便宜有效的方法解决临床常见疾病特编写此书。此书分为上下两篇，上篇是从第一章到第五章，详细介绍了艾灸的起源、传承、常见的艾灸疗法、常规取穴、既往的临床应用和注意事项，这也是常规保健常用的方法；下篇是从第六章到第八章，在这里详细介绍了天真阁所用的"直观灸"，打破以往大众对艾灸只保健不治病的认知，从选用的艾绒品质、灸疗器材、选穴、灸量、艾灸时的反应，乃至具体到某一病的临床取穴和食疗护理，让你直观可视的体会灸疗的神奇效果。

　　本书分上下两篇，共8章，编写者均为长期从事灸疗工作的一线医生和教师。第一章和第二章由王兆丽编写；第三章由吕宪编写；第四章由苏吉杭编写；第五章由李恺编写；第六章第一节、第二节由沈涛编写，第三节和第四节由王兆丽编写；第七章、第八章由沈涛编写。

　　临床书籍的整理是一项长期而复杂的工作，虽然在编写过程中全体人员反复推敲，细心编撰，恐仍有疏漏之处，敬请各位读者在使用过程中提出宝贵意见，以便今后进一步修订提高。

《现代灸疗》编委会

2020年3月

目 录

下　篇

第七章 常见疾病的直观灸 …………………………………… 113

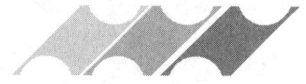

上　篇

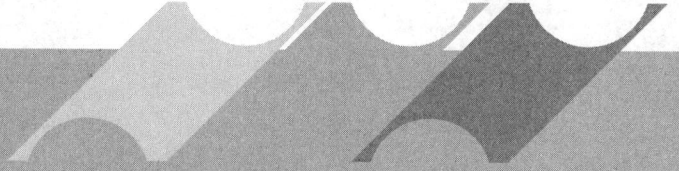

第一章　艾灸概述

中国历史悠久，留下了很多治病防病的精华。艾灸作为中华民族治病防病的重要手段，几千年来源远流长。本章介绍灸的起源与传承，艾的生长特性及文化传承，以及艾绒的制作工艺及艾灸功效。

第一节　灸法的起源与传承

一、灸法概述

灸法，是用艾绒等可燃烧材料或其他发热源，在人体的腧穴或病变部位进行烧灼、熏熨，以防病治病的外治方法。因为艾绒应用广泛，故多称艾灸。因其又常与针刺并用，故常合称"针灸"，流传日久，以致时人多知针不知灸，以为"针灸"即"针刺"，实乃谬矣。

灸法是中医学的重要组成部分，在古代医疗保健中起着十分重要的作用。《灵枢·官能》云："针所不为，灸之所宜。"可见灸法比针法应用范围更广。总体来看，灸法和针法都是通过刺激人体穴位或特定部位，发挥调节阴阳、疏通气血等作用，从而达到防病治病的目的。灸法又有自己独特的作用特点，是通过温热刺激的作用来防治疾病。在操作手法上，灸法更加适合普通大众，不必刻意学习，就能轻松操作运用，还能避免针刺带来的疼痛和心理压力，因此在防病保健方面应用广泛。宋代《扁鹊心书》说道："人于无病时，常灸关元、气海、命门、中脘……虽未得长生，亦可保百余年寿矣。"

《宋史·太祖本纪》记载："太宗病，帝往视之，亲为灼艾。"宋太祖赵匡胤的弟弟赵光义生病了，太祖前去探望，并亲自替弟弟做灸疗，见弟弟饱受疼痛之苦，赵匡胤心有不忍，于是也给自己艾灸，分担弟弟的疼痛，后人用成语"灼艾分痛"来赞赏其情谊深厚。皇帝亲自灼艾，不仅可以看出当时艾灸疗法之盛行，也能看出灸法之操作简便，非医家亦能为之。

二、灸法起源与传承

灸法历史源远流长，汉代许慎《说文解字》曰："灸，灼也，从火，久声。"灸法与火的关系密切。170万年前云南元谋人就已开始用火，陕西蓝田人在100万年前就有用火的痕迹，北京周口店人在50万年前已经掌握了用火的方法并能保存火种。在大约5万年前的原始氏族公社时期，我们的祖先就懂得了用火来取暖、熟食，尤其是1.8万年前的"山顶洞人"已掌握了人工取火的方法。《绎史·大古第一》载："燧人钻木取火，炮生为熟，教人熟食。"百万年间，古人在煨火取暖或者偶然被火灼伤而解除了某种病痛时，得到了烧灼可以治病的启示，这就是灸法的起源。灸法是随着火的应用而萌芽，并在其应用中不断发展的。

（一）春秋战国时期

《庄子·盗跖》中，孔子劝说柳下跖："丘所谓无病而自灸也。"这是现存文献记载中，"灸"字最早被提及的。《孟子·离娄》记载："今之欲王者，犹七年之病，求三年之艾也。"这里指的是艾灸。1973年在中国湖南长沙马王堆发掘了三号汉墓，在出土的帛书《足臂十一脉灸经》《阴阳十一脉灸经》中记载的经脉灸法就有3篇，据考证，这是目前发现的比《黄帝内经》更早的珍贵医学文献。在出土的《五十二病方》中也有灸法、熨法的记载。

《黄帝内经》（简称《内经》）是我国现存最早的医学理论专著，其中关于灸疗的记载，为灸法的应用与发展奠定了理论基础。《素问·异法方宜论》中说："北方者，天地所闭藏之域也，其地高陵居，风寒冰冽，其民乐野处而乳食，脏寒生满病，其治宜灸焫，故灸焫者，亦从北方来。"说明灸法的产生与中国北方人民的生活习惯、生活环境和发病特点有着密切的关系。《灵枢》中"陷下则灸之""病生于脉，治之以灸刺""阴阳皆虚，火自当之""经陷下者，火则当之""结络坚紧，火所治之""十二经之多血少气，与其少血多气，与其皆多血气，与其皆少血气，皆有大数。其治以艾，各调其经气"等句，从理论上对灸法的应用原则和作用机制进行了阐述。

《素问·玉机真脏论》说："今风寒客于人……可汤熨及火灸刺而去之。"指出"风寒"可以"火灸刺"治疗。《素问·骨空论》有"大风汗出，灸譩譆""伤食，灸之"等句，指出汗证、伤食亦可用灸法治疗。《灵枢·癫狂》说："治癫疾者，常与之居，察其所当取之处……灸穷骨二十壮。"（《灵枢悬解》言："穷骨，尾骶骨，督脉之长强也。"）《灵枢·痈疽》："（痈疽）发于胁，名曰败疵。败疵者女子之病也，灸之。"指出痈疽是灸法的适宜病症。《素问·骨空论》说："犬所啮之处灸之三壮，即以犬伤病法灸之。"又说："失枕，在肩上横骨间。折，使榆臂，齐肘正，灸脊中。"可见，咬伤、落枕也能用灸法治疗。纵观全书可以看出，当时人们主要用灸法治疗寒证和寒热病症，但是不仅限于此，还用于内脏病、外科病、神志病，以及狗咬伤、落枕等。灸法的应用范围在逐步拓展。《灵枢·背俞》曰："以火补者，毋吹其火，须自灭也；以火泻者，疾吹其火，传其艾，须其火灭也。"提示灸法既可补虚，又可泻实。现代人大多只知其补，不知其泻，大大缩减了灸法的应用范围。

《内经》中，除了记载许多病症的灸法治疗外，还指出了不宜用灸法的病症。如《素问·腹中论》说："有病膺肿颈痛胸满腹胀……名厥逆……灸之则瘖。"《素问·奇病论》说："病胁下满气逆，二三岁不已……病名曰息积，此不妨于食，不可灸刺。"《灵枢·终始》说："人迎与脉口俱盛三倍以上，命曰阴阳俱溢，如是者不开，则血脉闭塞，气无所行，流淫于中，五脏内伤。如此者，因而灸之，则变易而为他病矣。"提示了经气厥逆导致的病候（膺肿、颈痛、胸满、腹胀、息积），或者是人迎寸口脉相差太大的病症都不是灸法的适应证。

除此之外，《内经》对灸法的操作要点和注意事项也有详细记载。《灵枢·四时气》针对黄帝的疑问"灸刺之道，何者为定？"岐伯回答说"四时之气，各有所在，灸刺之道，得气穴为定。"指出了灸法治疗中，重视和强调腧穴定位和取穴的重要性。《素问·骨空论》："灸寒热之法，先灸项大椎，以年为壮数，次灸橛骨，以年为壮数。视背俞陷者灸之，举臂肩上陷者灸之，两季胁之间灸之……凡当灸二十九处。"既指出"寒热症"适宜灸疗，又记述了具体灸疗穴位以及灸疗顺序。《灵枢·经水》中"刺之深浅，灸之壮数""其可为量度者，取其中度也，不甚脱肉而血气不衰也。若失度之人，消瘦而形肉脱者，恶可以量度制乎……因适而为之真也。"提示当时对于灸量（壮数）的把握，既有原则性又有灵活性，关键是"因适而为之真"。

纵观其上，《内经》中对灸疗的作用原则、适应证、禁忌证、操作方法等都有比较详细的记载，证明了当时对灸法研究深彻，应用广泛，为后世的传承和发展打下了牢固的基础。

春秋时《左传》记载，鲁成公十年（前581年），晋景公病，秦国太医令医缓来诊，医缓说："疾不可为也，在肓之上，膏之下，攻之不可，达之不及，药不治焉。"晋朝杜预注解这里的"攻"就是艾灸。这段记载也可以当作当时灸法盛行的佐证。

（二）秦汉两晋时期

1975年于湖北云梦睡虎地出土的秦墓竹简《封诊式·贼死》中载："男子丁壮，析（晳）色，长七尺一寸，发长二尺，其腹有久故瘢二所。"此"久"即"灸"之本义，训为灸灼。腹部有两处灸后的瘢痕，这应该是秦代的一种直接灸法。

东汉张仲景的《伤寒杂病论》集秦汉以来医药理论之大成，创造性地确立了对伤寒病"六经分类"的辨证施治原则，奠定了理、法、方、药的理论基础，是我国医学史上影响最大的古典医著之一，也是我国第一部临床治疗学方面的巨著。其中多条经文涉及灸疗，例如"少阴病，吐利，手足不逆冷，反发热者，不死。脉不至者，灸少阴七壮""少阴病，得之一二日，口中和，其背恶寒者，当灸之"。也有经文提到误用艾灸的危害，如："脉浮热甚，反灸之，此为实，实以虚治，因火而动，必咽燥唾血。"可见，当时对灸疗适宜证与禁忌证的研究已经是十分深入。

三国时期曹翕编撰《曹氏灸方》，华佗著有《枕中灸刺经》，惜均已亡佚。

晋代皇甫谧的《针灸甲乙经》，总结了魏晋以前的针灸学成就，吸收了《素问》《针经》《明堂孔穴针灸治要》的精华。采用分部和按经分类法，厘定了腧穴，详述了各部穴位的适应证和禁忌、针刺深度与灸的壮数，是我国现存最早的一部理论联系实际的针灸学专著。弘扬了《内经》针灸学术思想，确立了针灸操作规范。如规定了艾灸的壮数，一般为每穴 3~4 壮；其中头部、颈部、肩背等处多为 3 壮；胸、腋、腹部多为 5 壮；最少者为 1 壮，如井穴；最多者灸 9 壮，如大椎；个别甚至灸到 50 壮，如环跳。这与现代临床肌肉丰厚处多灸的原则基本一致。

东晋时，葛洪之妻鲍姑，名潜光，是当时著名炼丹术家，精通灸法，也是我国医学史上第一位女灸学家。唐代裴铏《传奇·崔炜》中有"（崔炜）又问曰：'昔四女云鲍姑，何人也？'（夫人）曰：'鲍靓女，葛洪妻也。多行灸于南海。'炜方叹骇昔日之妪耳。"她以专治赘瘤和赘疣而闻名于时，以艾线灸人身之赘瘤，一灼即消，疗效显著。有传说，鲍姑在采药归途中，见一年轻姑娘在河边照容，边照边淌泪。鲍姑上前一看，见她脸上长了许多黑褐色的赘瘤，十分难看。乡亲们因此都嘲笑她，亦无法找到夫婿，故而顾影自泣。鲍姑问清缘由后，从药囊中取出红脚艾，搓成艾绒，用火点燃，轻轻地在姑娘脸上熏灼。不久，姑娘脸上的疙瘩全部脱落，看不到一点瘢痕，变成了一个美貌的少女。她千恩万谢，欢喜而去。艾灸美容，古已有之。

鲍姑没有留下著作，后人认为，她的灸法经验可能渗入葛洪的《肘后备急方》中。此书将灸法作为急症、危证的抢救措施，留下多个灸法急救处方。其选穴原则简便实用，采用绳竹等为测量用具，擅长在体表标志处和患病局部施灸。如《卷一·救卒中恶死方第一》中载："救卒死……灸其唇下宛宛中，承浆穴，十壮，大效矣……以绳围其死人肘腕，男左女右，毕伸绳从背上大槌度以下，又从此灸，横行各半绳。此法三灸各三，即起。又方，令爪其病患人中，取醒。不者，卷其手灸下文头随年。又方，灸鼻人中，三壮也。"各种简单实用的灸疗方法，为后世灸法传承做出了极大贡献，也打破了人们认为艾灸只是养生保健，不能救急治病的观念。

（三）唐宋元时期

唐代著名医家孙思邈著有《千金要方》《千金翼方》，该书集唐代以前诊治经验之大成，对后世医家影响极大，被誉为中国最早的临床百科全书。孙思邈幼时多病，到了中年开始用灸法健身，常"艾火遍身烧"，到了 93 岁仍"视听不衰，神采甚茂"，甚至年岁过百还能精力充沛地著书立说，书写了震古烁今的医学名著《千金翼方》30卷，并在书中提出："针而不灸，灸而不针，皆非良医也。"孙氏以为"人命至重，有贵千金，一方济之，德逾于此"，故以"千金"命名。书中《灸例》对取穴尺寸和灸量做出了详细解释，如"其尺寸之法，根据古者八寸为尺，仍取病者男左女右手中指上第一节为一寸。亦有长短不定者，即取手大拇指第一节横度为一寸，以意消息，巧拙在人。"又说："灸时孔穴不正，无益于事，徒破好肉耳。若坐点则坐灸之，卧点则卧灸之，立点则立灸之，反此亦不得其穴矣。""凡初生小儿七日以上，周年以还不过七壮，炷如雀屎大。"

孙氏还注重灸药结合，记载了隔蒜灸、豆豉灸、黄蜡灸、隔盐灸、黄土灸等多种隔物灸法。对施灸材料，施灸器材亦有相应研究，如其用"筒灸"治疗耳病，近代发展成为温筒灸。

唐代王焘在《外台秘要》中提出"是以御风邪以汤药、针灸、蒸熨，随用一法皆能愈疾，至于火艾，特有奇能"，可见其对艾灸推崇备至。当时又有《骨蒸病灸方》，也是专讲灸法的专著。

宋代的《黄帝明堂灸经》《灸膏肓腧穴法》《备急灸法》等，都是灸法专著，多是图文并茂，为临证医家所喜用。北宋欧阳修传世墨宝不多，但是在北京故宫博物院却收藏着一份"灼艾贴"，其内容是说欧阳修的长子欧阳发曾经接受过艾灸的治疗，欧阳修认为艾灸是一门学问，值得探讨与研究。南宋著名的画家李唐，擅长山水和人物画，在他流传下来的为数不多的作品中就有一幅《灸艾图》，图中描绘的是一位村医坐在小板凳上，正在为病人灸灼背部。此图是我国最早以医事为题材的绘画之一，现存于中国台湾省的台北故宫博物院。由此可见，在当时艾灸粉丝之多，应用之广。下至平民百姓，上至达官贵族，无一不将这个神奇的治病养生疗法作为治病保健中必不可少的一部分。

元代胡元庆撰写的《痈疽神秘灸经》是一部用灸法治疗外科痈疽病的专著。该书主要论述十四经脉中治痈疽的主要腧穴及其灸治方法，并附插图，书后附《看内痈疽诀法》，对艾灸治疗痈疽颇有创造性见解。

（四）明清时期

明清时期，是我国针灸医学从成熟逐步走向衰落的时期，虽然这一时期偏重针法的应用，但灸法也有一定的进展。

明代是我国针灸史上重要的文献总结时期。如明代著名医家张景岳，在所著《类经图翼·卷十一》中，专门辑录明以前几百个灸疗验方，涉及内、外、妇、儿各科几十种病证。另在《景岳全书》9~36卷所论述各科70余类病证中，有20类提到针灸疗法，其中涉及灸方的达15类，并详细论述了灸疗的治疗作用。因此，可以说是对明以前灸疗临床经验的一次总结。

在继承前朝灸法的基础上，明代医家又进行了大胆的创新，涌现出艾条灸、雷火神针、太乙神针、桃枝灸、桑枝灸、药锭灸等新的灸疗方法。值得一提的是艾条灸疗的创用。此法最早记载于明初朱权之《寿域神方·卷三》，其云："用纸实卷艾，以纸隔之点穴，于隔纸上用力实按之，待腹内觉热，汗出即差。"这时的艾条灸还是属于实按灸，即艾条隔纸按压于穴位，隔纸仍为减少患者的痛楚，以后又改为悬灸法，即离开皮肤一定距离灸烤，这种方法既弘扬了艾灸之长；又避免了烧灼之苦。同时，凡是艾炷灸的适应证均可以使用艾条灸，它操作简便，疗效颇佳，备受患者的欢迎，故而一直沿用至今。

清代灸疗文献中，较有代表性的是咸丰时医家吴亦鼎所撰的《神灸经纶》，其全面总结了清以前有关灸疗的理论和实践，并参合了不少作者本人的临床经验，是一本集大成式的灸疗专著。吴氏很重视灸法的基础和理论，开篇即指出灸之功效在"夫灸取于火，以火性热而至速，体柔而用刚，能消阴翳，走而不守，善入脏腑。取艾之辛香作炷，能通十二经，入三阴，理气血，以治百病，效如反掌"。书中论灸法宜忌，内容甚详，其他如晕灸、灸疮处理等皆有细述。另如廖鸿润的《针灸集成》也收载了大量灸疗的历代文献，予以分类编排，如制艾法一节，就选录了《医学入门》《医方类聚》《局方》等多种前人著作的论述。

在清代中后期，由于统治者的偏见，针灸疗法的发展逐步受到限制和打压。清代后期的君王们认为，"针刺火灸究非奉君之所宜"，在太医院等官方医疗机构中废止了针灸，导致整个针灸学的衰落。但由于灸法本身具有的"简、便、验、廉"等多种优势，在民间仍广泛流行，并深受黎民百姓的爱戴，故使得灸法的"火种"得以保存下来。

（五）近现代的传承与发展

中华人民共和国成立以来，党和政府高度重视祖国中医药事业，使得古老神奇的灸法"春风吹又生"。自20世纪50年代起，灸法再次引起医学界的关注，并被用于治疗脾肿大、骨结核以及药物毒性反应等多种病证。20世纪60～70年代，有关灸疗的临床报道急剧增加，据统计，这一时期，单纯用灸或以灸为主治疗的病种就达百余种。随后灸法防治疾病范畴进一步扩大，防治病种迅速增多，用灸法防治各类病证已超过300余个，遍布于人体各个系统。比较有代表性的就是周楣生的《灸绳》，不仅对振兴灸法、灸法的作用机理及禁忌证有比较独特的论述，并详细记载了"热证禁灸"的根源，及在临床中如何正确对待热证用灸的方法和注意事项。

随着科学技术的发展，对艾灸疗法作用机理的研究亦是愈加深入，并取得了明显的成果，为祖国传统灸疗奠定了相应的科学基础。在传统灸疗的基础上，出现了一批新灸法，如燎灸、火柴灸、硫黄灸等，并结合现代科技创制新的灸疗，如光灸、冷冻灸、电热灸、铝灸等。另外电热仪、电灸仪等各种现代灸疗仪器，已应用于临床，使灸法可定时、定量、定性、无烟，温度可调节，操作更方便，至于临床疗效会在随后的章节中和大家详细论述。

现代科学技术的不断发展，使有着数千年历史的艾灸疗法显示出越来越广阔的前景。"良医不废外治"，艾灸疗法在医界同仁的共同努力以及人民群众的大力支持下，结合和借鉴现代医学技术，必将得到更大的普及和发展，更好地为人民的卫生医疗保健事业服务，并终能实现祖国传统医学文化的伟大复兴。

第二节　艾概述

灸法传承千年，在中医养生治病中占有举足轻重的地位，在历朝历代的发展过程中，其使用的燃烧材料也是种类繁多，不一而足。在历史上，几乎能够发热的材料人类都曾经尝试用于灸法治病中，古代记载的有艾草、松木、柏木、桑枝、桃枝、硫黄、黄蜡、麻叶、灯心草、线香等材料，近现代则出现了电热灸、红外线灸等灸法。但在长时间的实践过程中，发现除艾草以外，其他材料皆有不足之处，有些甚至对人体有害。《宋本备急灸法》中有"古来用火灸病，忌八般木火，切宜避之。八木者，松木火难差增病，柏木火伤神多汗，竹木火伤筋目暗，榆木火伤骨失志，桑木火伤肉肉枯，枣木火内伤吐血，枳实火大伤气脉，橘木火伤荣卫经络。有火珠耀日以艾亟之，遂得火出，此火灸病为良。"长期的应用过程中，艾草因其"主五脏邪气，风寒温痹，补中益气"等药性作用及和缓持久，无明火等燃烧特点，逐渐在灸法中形成无可替代的独特优势，被世人所熟知，以致后人多称灸法为"艾灸"。

早在春秋战国时期，艾在医药方面的使用就已经很普遍了，这一点可以从公元前的一些经典中得到证实。《孟子》中记载"犹七年之病，求三年之艾"，《庄子》也有"越人熏之以艾"，《春秋外传》中有"国君之艾，大夫知艾"等记载。由此可见，艾在当时已经成为重要的而且是常用的治病药物。

除此之外，艾草在人们日常生活中也被广泛应用。民谚有"清明插柳，端午插艾"的说法，每至端午节，将艾草插于门楣，悬于堂中以防蚊虫，避邪祟。在中国南方传统食品中，有一种糍粑就是用艾草作为主要原料做成的。艾还可以做天然植物染料使用，可谓一身是宝。

一、艾草

（一）艾草的生长

艾草，别名萧茅、冰台、遏草、香艾、蕲艾、艾萧、艾蒿、蓬藁、艾、灸草、医草、黄草、艾绒等。多年生草本或略成半灌木状，植株有浓烈香气。茎单生或少数，褐色或灰黄褐色，基部稍木质化，上部草质，并有少数短的分枝，叶厚纸质，上面被灰白色短柔毛，基部通常无假托叶或极小的假托叶；上部叶与苞片叶羽状半裂、头状花序椭圆形，花冠管状或高脚杯状，外面有腺点，花药狭线形，花柱与花冠近等长或略长于花冠。瘦果长卵形或长圆形，花果期9~10月。一般以向阳、排水顺利、湿润土壤生长者较好。艾草生长地分布很广，除极干旱与高寒地区外，几乎遍及全国，多生于低海拔至中海拔地区的荒地、路旁河边及山坡等地，也见于森林及草原地区，局部地区为植物群落的优势种。蒙古、朝鲜、苏联（远东地区）等地也有。日本也有栽培，模式标本采自中国华北。艾叶以蕲州所产最佳，蕲艾多产于江北，叶宽而厚，绒毛多，可以制出优质艾绒。《蕲州志》载："白艾蕲州出。"李时珍的父亲李言闻对蕲艾颇有研究，著有《蕲艾传》，说蕲艾"产于山阳，采以端午，治病灸疾，功非小补"。

（二）药用价值

艾全草入药，有温经、祛湿、散寒、止血、消炎、平喘、止咳、安胎、抗过敏等作用。历代医籍记载其为"止血要药"，又是妇科常用药之一。

二、艾文化简介

艾文化由来已久，早在《诗经》时代，艾草就是很重要的民生植物。古人对艾有诸多美誉，如尊称年长者为"艾"、形容年轻美貌女性为"少艾"，《诗经》称保养为"保艾"，《史记》将太平无事写作"艾安"等，可见古人对艾的厚爱。

（一）民俗

古诗云："端阳时节草萋萋，野艾茸茸淡着衣。无意争艳呈媚态，芳名自有庶民知。"传统节日端午节，除了纪念屈原外，其实也是一个全民防疫祛病、避瘟驱毒、祈求健康长寿的大节日。端午节是夏至的源头，也是中医时令病"暑病"的开端。早在《内经》中就有暑病的病名、发病时令、症状等描述，并认为暑病乃冬季寒邪伏藏体内，至夏而发的伏气温病。因此，端午节这天是自古相传的"卫生节"，人们在这一天洒扫庭院，挂艾枝，悬菖蒲，饮雄黄酒，杀菌防病，避瘟驱毒，祈求健康、长寿。

端午灸是在端午这天，把老姜放在疾病所对应的腧穴，再将艾绒置于姜上点燃，借灸火的热力以及药物的作用，通过经络的传导，以温通气血、扶正祛邪，达到防治疾病的目的。端午灸利用夏令节气，阳气开始旺盛，加上经络的穴位和艾绒的刺激来激发体内阳气，使脾胃之阳振奋，风湿暑之邪不易侵犯人体，阻断发病途径，使伏邪不能触发，常用于夏季体虚、骨质疏松症、脊柱炎、寒性关节病、胃肠功能紊乱等症。

民谚说："清明插柳，端午插艾。"在端午节，人们从田间采回艾草，将其做成人形或虎形，挂于门口、厅堂或窗户上，以避邪驱毒、祈望安康吉祥。端午插艾，史籍多有记载。南朝梁人《梦岁日记》中说："五月五，四民踏艾草，悬门户上。"《荆楚岁时记》载："采艾以为人，悬门户上，以禳毒气。"此时天气日渐炎热又多雨潮湿，蚊虫苍蝇滋生，又被称为"恶月"或"百毒月"，而农历四五月间，艾草的长势旺盛，芳香油最多，驱虫杀菌解毒能力最强，正是派上用场的时候，而且艾叶的气味芳香清新，还能净化空气，故尤得民众青睐。

（二）饮食

艾草可作"艾叶茶""艾叶汤""艾叶粥"等，以增强人体对疾病的抵抗能力。在中国南方传统食品中，有一种糍粑就是以艾草为主要原料做成的艾糍。用清明前后鲜嫩的艾草和糯米粉按1∶2的比例和在一起，包上花生、芝麻及白糖等馅料（部分地区会加上绿豆蓉），再将之蒸熟即可。在广东东江流域，当地人在冬季和春季采摘鲜嫩的艾草叶子和芽，作蔬菜食用。每逢立春时分，赣州客家人有采集艾草做成艾米果的习俗。艾米果的形状与饺子有点像，但体积更大且内有馅，美味可口，可当主食。

（三）日常药用

老年人丹田气弱、腹寒畏冷、儿童受寒而致腹痛泄泻，妇女痛经、经行不畅、少腹坠痛或崩漏带下及产后虚寒性腹痛等，可用熟艾制成围兜，兜其脐腹，效果显著。寒湿脚气者亦可以此夹入袜内。用艾草煮水洗浴可防治产褥期母婴感染性疾病。用艾草制成的药枕头、药背心，可以防治老年人慢性支气管炎或哮喘。艾蒿具有特殊的馨香味，做成枕头还有安眠解乏的功效。艾蒿叶熬汁后稀释兑水沐浴，可除皮肤上的小红疙瘩。此外，艾草还可以驱蚊蝇，灭菌消毒，预防疾病。

（四）其他

艾草可以作为天然植物染料，艾叶做出来的细艾绒是印泥的原料。

著名医药学家李时珍的父亲李言闻曾写过两本书，即《蕲艾传》和《人参传》。他在《蕲艾传》中称赞艾草"产于山阳，采于端午，治病灸疾，功非小补"。在中国草药史上，为一味道地药材而著书的只有"艾"，而且将其价值与人参相媲美。可见，人们对艾草在防病治病中的作用给予了充分肯定，无论是传统医学还是现代医学，都肯定了它的药用价值。

三、艾绒的制作

艾绒是由艾叶经过反复晒杵、捶打、粉碎，筛除杂质、粉尘，而得到的软细如棉的物品。艾绒是制作艾条的原材料，也是灸法所用的主要材料。艾绒由菊科植物艾蒿的干叶制成，其色泽灰白，柔软如绒，易燃而不起火焰，气味芳香，适合灸用。根据加工程度的不同，艾绒有粗细之分，粗者多用于温针或制作艾条，细者多用于制作艾炷，质地以陈年者为佳。

（一）艾绒分类

艾绒质量是由艾绒的纯度和年份来决定的。其纯度越高，年份越久，质量越好，反之愈差。

1. 根据纯度来分 艾绒纯度是用多少千克艾叶制作成 1 千克的艾绒的比例来表示的，常见的有 5∶1、8∶1、10∶1、15∶1……35∶1。艾绒一般可分为普通级（8∶1以下）、高级（8∶1~15∶1）、特级（15∶1~25∶1）、极品（25∶1以上）4 种，其中特级、极品艾绒因其颜色金黄，也称为金艾绒。在艾灸过程中，纯度为 10∶1 以下的艾绒适合做温和灸，10∶1 以上的艾绒可做直接灸。

2. 根据艾叶陈放的年份来分 可分为新艾绒和陈艾绒。陈艾绒多以年份来命名，如一年陈艾绒、二年陈、三年陈、五年陈艾绒等。用当年采摘的艾叶做出来的艾绒，与陈放后的艾叶做出来的艾绒相比，在艾灸时疗效差异很大。当年采摘的艾叶做出来的艾绒，燃烧起来后火力强烈，但渗透力不强；陈年艾叶做出来的艾绒，如五年极品金艾绒陈放年数长，并且纯度高，这样的艾绒燃烧后火力温和，艾灸时渗透力更强。《神灸经纶·蓄艾》云："凡物多用新鲜，惟艾取陈久者良，以艾性纯阳，新者气味辛烈，用以灸病，恐伤血脉。故必随时收蓄、风干、净去尘垢，捣成熟艾，待三年之后，燥气解，性温和，方可取用。"李时珍在《本草纲目》中也说："凡用艾叶，须用陈久者，治令软细，谓之熟艾；若生艾，灸火则易伤人肌脉。"故在选用艾绒时，多以陈艾绒为宜。

（二）艾绒选材

艾绒的质量直接决定艾灸效果，而艾绒的好坏对艾草的选择也有一定的要求。目前艾叶大体分两种：一种是蕲艾，产于江北（产蕲州，今湖北省蕲春县蕲州镇），叶宽而厚，绒毛多，绒质较硬，做出的为优质艾绒；另一种是野艾，产于江南，艾香不如蕲艾，做出的艾绒为劣质绒。

蕲艾与野艾的区别：蕲艾植株高大，高 150~250cm，香气浓烈；叶厚纸质，被毛密而厚，中部叶羽状浅裂，上部叶通常不分裂，椭圆形或长椭圆形，最长可达 7~8cm，宽 1.5cm，叶揉之常成棉絮状。李时珍在其著作中指出："艾叶自成化以来，则以蕲艾者为胜，用充方物，天下重之，谓之蕲艾。"

（三）艾绒制作过程

1. 传统制作方法 艾绒一般以端午节前后采摘的艾草陈放 3 年以上，于大寒节气前后 10 天内制作。将艾草放在石头臼中，用木槌反复捶打，这样艾叶上的梗子就会脱离，而艾绒则成团状，用筛子去除这些梗子杂质，剩余的就是艾绒。捶打的遍数越多，杂质也就会越多，这样一来经过捶打与过筛的次数越多，留下的艾绒就越纯净，故有"千锤百炼方为艾"的说法。传统的制作过程，每 500g 艾叶可得 350g 艾绒，适用于一般灸法。如再精加工，经数十日晒杵，筛拣数十次者，500g 艾叶只得 150g 艾绒，变为土黄色，为细艾绒，可用于直接灸法。

2. 现代手工制作方法

（1）将采集的艾草去梗、去杆，只留艾叶，并将艾叶放到阳光充足处多次暴晒到干，注意不要用脱水机和烘干机烘干。

（2）晒干后的艾草长期保存，使用时经过第一次分拣，拣出杂质（大的艾梗、艾杆，甚至还有沙子、石子等），然后将分拣后的艾叶放到石臼中，捣 1500 下。

（3）捣出后的艾叶进行第二次分拣，将经过二次分拣后的艾叶再放到石臼中，千锤百炼，至少要捣 3000 下，方可成细绒，捣出的艾绒要经过第三次分拣。可别小看这个环节，又小又细的杂质拣起来十分费劲，特别费工。

（4）筛后的艾绒再经过第四次分拣打完收工，最终的成品艾绒就出来了。需要注意的是，虽然经过了 4 次认真筛选，艾绒中依然会有极少的杂质残留，这些是无法避免的。

3. 现代机械制作方法 据调查，目前国内的艾绒厂家主要是使用大型粉碎机或自行设计的粉碎机来大批量生产艾绒。现代医疗实践中，因人工捣筛制绒方法耗时费力，工效较低，仅被少数民间中医采用，捣筛出来的艾绒仅用于个人临床；而市售艾绒主要是将艾叶机械粉碎去渣，大批量加工而成。生产商根据艾绒精细程度及艾叶制绒产率，生产出不同规格的艾绒制品，如 3∶1、12∶1、30∶1 等不同比例艾绒，每种比例代表一种规格。其中 30∶1 的艾绒又称为黄金艾绒，即 30kg 艾叶经深加工"提炼"出 1kg 艾绒。艾条也根据艾绒由粗到细分为普通、甲级、高级、极品等几个等级。其中普通艾条所用艾绒品质较低，多为将艾叶直接粗粉碎未经筛滤而得，其比例近为 1∶1，内含粗梗，不符合古今的炮制要求。

（1）国内研究：早在 20 世纪八九十年代，国内有学者对艾绒的机械粉碎加工方法进行了相关研究。韩顺意用转盘式切药机制艾绒，方法是先将切药机装上废旧无刃不锋利的刀片，再将喷撒少量水稍湿润的净艾叶机切，除去叶柄叶脉残渣，干燥，筛去灰屑即得。陈永贵采用 SP-200B 型高速粉碎机，选用 1 号筛板（孔径 2mm），将净选干燥的艾叶粉碎为粗末成绒状。李蔷等用"红旗 310 粉碎机"制备艾绒：不用任何筛片，按操作规程，将净选干燥的艾叶徐徐投入投料口，开机粉碎，2500g 艾每次约需 2 分钟，重复 2~3 次，最后将制得的艾绒筛去灰屑拣去枝梗即可。

（2）国外研究：在日本，除一部分温灸用艾绒是从中国和韩国进口外，其他艾绒是日本自制的。日本学者织田隆三对艾绒的原材料、制作方法、制作工具进行了系统的调查，认为在艾绒的制作过程中，最重要的也是制艾业所独有的装置有两个：一个是圆筛，另一个是风车。方法是先用石磨研磨艾叶的方法加工制作粗艾绒，再将粗制艾绒放入风车，翼轮（风车的主要部分）高速运转，在风力、离心力、摩擦、叩打等综合作用下精制优质艾绒。粗粉碎用的机器是用农用脱粒机改造的，也有的工厂使用全新的螺旋式粉碎装置。细粉碎时在转动石磨上反复碾 2 或 3 次，将制成艾绒所需的部分茸毛与杂质——叶肉、叶柄、叶脉分离开。粉碎后，这些杂质已成粉状物。此时需要用一种特制的圆筛将其筛去，而绒毛则互相缠绕结成小的团块留在圆筛的后部。

4. 对比总结 古代艾绒的制作工艺是采用手工作坊式，将艾叶捣筛加工制成艾绒。此法耗时费力，生产效率低，显然不便于普及推广；现代艾绒主要采用机械粉碎，生产效率高，也可以根据需求加工出不同规格的艾绒，满足了灸疗市场发展的实际需要，因而被生产商广泛采用，同时生产技术也在不断更新和提高。

古代对灸用艾绒的加工及质量都有详细描述，现代研究较少，多引用古代文献记载的方法，且市售艾绒及艾条的质量及加工标准很不统一。古代医家认为施灸艾绒需要加工到"柔烂如绵""柔细黄熟"的程度，使用时要求"焙燥""如润无功"等。现代关于艾灸起效机理的探讨屡见报道，而对于灸材艾绒的研究报道很少，不同产地、不同加工方式（人工捣制和机械粉碎）及不同加工比例艾绒的理化特性及疗效是否存在差别，也需要开展实验和临床研究。

（四）成品制作方法

1. 艾炷手工制作方法 施灸时所燃烧的锥形艾团，称为艾炷。每燃尽一个艾炷，称为一壮。艾炷的制作方法，一般用手捻。取纯净陈艾绒置于平板上，用拇、食、中三指边捏边旋转，把艾绒捏成上尖下平的圆锥形小体，不但放置方便平稳，而且燃烧时火力由弱到强，患者易于接受。手工制作艾炷要求搓捻紧实，耐燃而不易爆，如果有条件也可用艾炷器制作。艾炷器中铸有锥形空洞，洞下留一小孔，将艾绒放入艾炷器的空洞中，另用金属制成下端适于压入洞孔的圆棒，直插孔内紧压，即成为圆锥形小体，倒出即成艾炷。用艾炷器制作的艾炷，艾绒紧密，大小一致，更便于应用。根据临床的需要，艾炷的大小常分为三种规格：小炷如麦粒大，可直接放于穴位上燃烧（直接灸）；中炷如半截枣核大；大炷如半截橄榄大，常用于间接灸（隔物灸）。一般临床常用中型艾炷，炷高 1cm，炷底直径约 0.8cm，炷重约 0.1g，可燃烧 3~5 分钟。

2. 艾条制作方法 将适量艾绒用双手捏压成长条状，软硬要适度，以利于燃烧，然后将其置于宽约 5.5cm、长约 25cm 的桑皮纸或纯棉纸上，再搓成圆柱形，最后用面糊糊将纸边黏合，两端纸头压实，即制成长约 20cm、直径约 1.5cm 的艾条。

3. 无烟艾条的制作方法

（1）先将陈放好的艾叶经过碳化，再将它们研磨成末，制成无烟艾粉。碳化过程要彻底，避免后继制成艾条后产生艾烟。研磨需要均匀、细粒，避免燃烧时掉屑、折断且表面不整洁。

（2）将无烟艾粉、等比例的中药、磷粉、白糖等放入搅拌机内，加入水，把它们搅拌均匀成膏状。

（3）将膏状的艾粉，放入艾条挤压机内，用不同形状、规格的模具，通过挤压制成各种形状的艾条。

（4）此时的艾条还是湿的、软的，经过 3~5 天晾晒或烘烤（冬天采用烤的形式），将艾条晒干，使其变硬。

（5）把艾条截成客户要求的长度，检验艾条的燃烧情况：艾烟、燃烧时间、气味等，符合要求后再依要求包装。

这样就是无烟艾条加工过程，大概需要 7 天时间。时间的长短和天气关系密切。无烟艾条的制作，技术含量要求比较高，每个步骤，每个环节出了问题，产品就成了次品。

四、艾绒特点和储藏

（一）艾绒的特点

艾绒燃烧时火力温和，其温热能直透皮肤、肌肉深处，使人有舒快之感。艾绒质量的优劣，可直接影响施灸的效果。质量优、无杂质且干燥而存放日久的艾绒，施灸的效力则更大，疗效愈佳，反之则差。不仅如此，劣质艾绒燃烧时火力猛烈，易使病人有灼痛感，难以忍受。含杂质较多的杂质艾绒，燃烧时艾炷常会发生爆裂。新制的艾绒含挥发油较多，施灸时火力过强，故应选择陈久的艾绒为佳，正如《本草纲目》所说："凡用艾叶，须用陈久者，治令细软，谓之熟艾。若生艾，灸火则易伤人肌脉。"故《孟子·离娄》早有"求三年之艾"之说。

（二）艾绒的储藏

艾绒性善吸水，故易受潮、霉烂或虫蛀，影响燃烧，故应将艾绒放于干燥容器内。梅雨季节尤应防潮，晴天宜常晾晒，随用随取。

第三节　艾灸的功效

《神灸经纶》说："夫灸取于火，以火性热而至速，体柔而用刚，能消阴翳，走而不守，善入脏腑。取艾之辛香为炷，能通十二经，入三阴，理气血，以治百病，效如反掌。"可见灸法效力之大。明代龚居中在《红炉点雪》中说："灸法去病之功，难以枚举，而其寒热虚实，轻重远近，无往不宜。"可见灸法治病之广。

艾灸的作用是温热作用、药物作用、光辐射作用与腧穴和经络的特殊作用相结合而产生的一种"综合效应"，体现为双向性调节机体各个系统组织器官的功能。其具体有温经散寒、行气通络、扶阳固脱、祛风湿、止疼痛等功效，在改善睡眠、养颜塑身等方面也有应用。

一、整体调节

（一）温阳散寒

艾叶具有苦辛二味，苦辛能宣散，有温通调补之力，故能温阳散寒。人体的正常生命活动有赖于气血的作用，气行则血行，气滞则血瘀，气血在经脉中流行，依靠"气"的推动。由于各种原因，"血见热则行，见寒则凝"，因此，凡是一切气血凝滞，热象不明显的疾病，都可用温通气血的方法来治疗。正如《灵枢·刺节真邪》中说："脉中之血，凝而留止，弗之火调，弗能取之。"《灵枢·禁服》还说："陷下者，脉血结于中，中有著血，血寒，故宜灸之。"灸法正是应用艾燃烧发出的温热刺激，起到温经通痹的作用。通过热灸对经络穴位的温热性刺激，可以温阳散寒，加强机体气血运行，达到治疗目的。所以灸法可用于因寒所致的气血运行不畅，留滞凝涩引起的痹证、腹泻等疾病，效果甚为显著。

（二）行气通络

经络分布于人体各部，内联脏腑，外络体表肌肉、骨骼等组织。正常的机体，气血在经络中周流不息，循环运行。如果由于风、寒、暑、湿、燥、火等外邪的侵袭，人体或局部气血凝滞，经络受阻，即可出现肿胀疼痛等症状和一系列功能障碍，此时，灸治一定的穴位，可以起到调和气血、疏通经络、平衡阴阳的作用。临床上可用于疮疡、疖肿、冻伤、癃闭、不孕症、扭挫伤等疾患，尤以外科、伤科应用较多，可以缓解各种痛症。

（三）扶阳固脱

人生赖阳气为根本，得其所则人寿，失其所则人夭，故阳病则阴盛，阴盛则为寒、为厥，或元气虚陷，脉微欲脱。凡大病危疾，阳气衰微，阴阳离决等症，用大炷重灸，能祛除阴寒，回阳救脱。此为其他穴位刺激疗法所不及。由于艾叶有纯阳的性质，再加上火本属阳，两阳相得，往往可以起到扶阳固脱、回阳救逆、挽救垂危之疾的作用。在临床上常用于急救，如中风脱症、急性腹痛吐泻、痢疾等的救治。

（四）祛风湿，止疼痛

俗话说："百病从寒而起。"寒湿逼入脏腑，寒凝阻络，就会造成很多病痛，如胃脘痛、月经寒痛、四肢凉痛、腰酸背痛、头颈挛痛等。艾灸可以直接将留存于脏腑中的寒气驱逐体外。如果体内寒气严重的人，灸时可感到一阵阵的寒气从手心、手指间、足心处排出体外，这种神奇的作用是任何药物都不能替代的。

（五）升阳举陷

由于阳气虚弱不固等原因可致上虚下实，气虚下陷，出现脱肛、阴挺、久泄久痢、崩漏、滑胎等，《灵枢·经脉》云"陷下则灸之"，故气虚下陷，脏器下垂之症多用灸疗。关于陷下一症，脾胃学说创始者李东垣还认为"陷下者，皮毛不任风寒"，"天地间无他，唯阴阳二者而已，阳在外在上，阴在内在下，今言下陷者，阳气陷入阴气之中，是阴反居其上而复其阳，脉证俱见在外者，则灸之"。因此，灸疗不仅可以起到益气温阳、升阳举陷、安胎固经等作用，对卫阳不固、腠理疏松者，亦有效果，使机体功能恢复正常。如脱肛、阴挺、久泄等病，可用灸百会穴来提升阳气，以"推而上之"。又如《类经图翼》云："洞泄寒中脱肛者，灸水分百壮。"这也是灸法的独特作用之一。

二、局部刺激

（一）拔毒泄热

历代有不少医家提出热证禁灸的问题，如《圣济总录》指出"若夫阳病灸之，则为大逆"，近代不少针灸教材亦把热证定为禁灸之列。但亦有医家对此有不同见解。在古代文献中亦有"热可用灸"的记载，如灸法治疗痈疽首见于《黄帝内经》，之后很多医家均将灸法作为本病证的一个重要治法。唐代《备急千金要方》进一步指出灸法对脏腑实热有宣泄的作用，该书还对热毒蕴结所致的痈疽及阴虚内热证的灸治作了论述："小肠热满，灸阴都，随年壮""肠痈屈两肘，正灸肘尖锐骨各百壮，则下脓血，即瘥""消渴，口干不可忍者，灸小肠俞百壮，横三间寸灸之。"金元医家朱丹溪认为热证用灸乃"从治"之意。《医学入门》则阐明热证用灸的机理："热者灸之，引郁热之气外发，火就燥之义也。"《医宗金鉴·痈疽灸法篇》指出："痈疽初起七日内，开结拔毒灸最宜，不痛灸至痛方止，疮痛灸至不痛时。"总之，灸法能以热引热，使热外出。灸能散寒，又能清热，表明对机体原来的功能状态起双向调节作用。现在随着对灸认识的深入及灸疗临床范围的扩大，这一作用日益受到人们重视。

（二）养颜润肤，纤体塑身

人类在20~22岁体内激素分泌水平达到青春巅峰期，之后体内激素的分泌量以每10年15%的速度下降，女性尤为显著，激素的减少会使皮肤出现暗淡无光、长斑、粗糙、缺乏弹性、松弛下垂等。艾灸有针对性地施于面部特定穴位，还能缓解劣质化妆品的副作用，排出铅或一氧化碳，维持皮肤水润，达到调理及养护肌肤的目的。艾草的根、茎、叶全身都是宝，其中含有挥发油、黄酮、微量元素与矿物质等多种化学成分，对皮肤美白、保湿、抗老化、抗皱纹，以及改善青春痘、预防肌肤敏感等有良好的调理功效。

三、经络调节

（一）消除疲劳，改善睡眠

如今社会、家庭等各方面的压力重重，或者由于种种污染影响人们的身心健康而出现郁闷、心烦、急躁易怒、记忆力减退、注意力不集中、失眠、多梦、口臭、容易疲劳等症状。这些现代病症的出现，体现出一个"累"字，中医学认为这些都是气血不足或经脉不畅造成的。艾灸可以行气活血、疏通经络，所以能够消除疲劳，改善睡眠。

人在运动后，常常会出现肌肉酸痛、疲劳等症状，这是因为运动产生了大量乳酸，而艾灸可以减少乳酸的积累，缓解疲劳。用艾灸治疗疲劳已经在运动员身上进行了尝试，效果非常好，能明显提高运动员的运动能力，并且与其他疗法相比，艾灸更加方便。

（二）消除冷感，改善性功能

自然界万物生长离不开太阳的温暖和照耀，而人体的各项生命活动同样需要这样一个"太阳"，那就是肾阳。如果把人体看作一个小宇宙，阳气就是人体的太阳；如果把阳气看作一个更小的宇宙，那肾阳便是阳气中的太阳。它是人体阳气的本源、起始、根本，为人体活动提供必需的能量。只有肾阳充足，其他脏腑得到肾阳的温煦和滋润，人体才能够正常运转。而从小儿的纯阳之体到老人的风烛残年，生命衰老的过程也就是阳消阴长的过程。因此，我们日常的养生、防病、保健都要从顾护肾阳做起，肾阳充足，才能够拥有生命的基础，健康生存。

随着年龄的增长，老年人肾阳不足的现象固然普遍；然而现代人由于生存环境恶化、生存压力增大，加上不良的生活方式，对于肾阳的消耗越来越多，未老先衰，甚至过劳死的年轻人也不在少数。

肾阳虚的临床表现有多个方面，如：神疲乏力、精神不振、活力低下、易疲劳；畏寒怕冷、四肢发凉（重者夏天也凉）、身体发沉；腰膝酸痛、腰背冷痛、筋骨痿软；性功能减退、阳痿、早泄、易患前列腺炎等；小便清长、余沥不尽、尿少或夜尿频多；听力下降或耳鸣；记忆力减退、嗜睡、多梦、自汗；易患腰痛、关节痛等；易患骨质疏松症、颈椎病、腰椎病等；虚喘气短、咳喘痰鸣；五更腹泻，或者便秘；身浮肿，腰以下尤甚，下肢水肿；小腹牵引睾丸坠胀疼痛，或阴囊收缩，遇寒则甚，遇热则缓；须发易脱落、早白；形体虚胖或羸瘦；反映在面部则色青白无光或黧黑。

艾草生于冬至，采集于端午节，吸纳天地之阳气，有非常强的渗透力。艾叶入肝、脾、肾三经，可以补命门、暖子宫、破阴霾、化痰湿、理气血、解风散寒、温通经脉，属纯阳之性。《扁鹊心书》记载，艾叶外用堪称扶阳第一药。故用艾灸可以温补肾阳，进行全身养护，预防和改善人体内部隐患，达到治标先治本或标本同治的目的。

四、防病保健

我国古代医家早就认识到预防疾病的重要性，并提出了"防患于未然""治未病"的学术思想。而艾灸除了有治疗作用外，还有预防疾病和保健的作用，是防病保健的方法之一，这在古代文献中有很多记载。《备急千金要方》说："凡宦游吴蜀，体上常须三两处灸之，勿令疮暂瘥，则瘴疠温疟毒气不能着人。"说明艾灸能预防传染病。《针灸大成》提到灸足三里可以预防中风。民间俗话亦有"若要身体安，三里常不干""三里灸不绝，一切灾病息"之说。因为灸疗可温阳补虚，所以灸足三里、中脘，可使胃气常盛，而胃为水谷之海，荣卫之所出，五脏六腑皆受其气，胃气常盛则气血充盈；命门为人体真火之所在，为人之根本；关元、气海为藏精蓄血之所，艾灸以上穴位可使人胃气盛、阳气足、精血充，从而加强了身体抵抗力，病邪难犯，达到防病保健之功。现代灸疗的防病保健作用已成为重要保健方法之一。

中老年人多阳气衰退，宜施艾灸起到补火助阳、振奋精神的作用。正如《扁鹊心书》云："《素问》云：年四十，阳气衰而起居乏，五十体重耳目不聪明矣，六十阳气大衰，阴痿，九窍不利，上实下虚，涕泣皆出矣。夫人之真元，乃一身之主宰，真气壮则人强，真气虚则人病，真气脱则人亡。保命之法，艾灼第一……"著名医学家王焘在《外台秘要》中说："凡人年三十以上若不灸三里，令人气上眼暗，阳气逐渐衰弱，所以三里下气也。"这是说 30 岁以上的人阳气逐渐衰弱，灸三里可补气壮阳，不然会出现气短两眼昏花等衰弱现象。由此可见，艾灸还可以延缓衰老。

第二章　常见艾灸疗法简介

艾灸是运用艾绒、艾条或其他药物在体表的穴位上烧灼、温熨，借助灸火的热力以及药物的作用，通过经络的传导，温通气血、扶正祛邪，达到防治疾病目的的一种治法。本章主要介绍各类不同灸法及艾灸中常用的灸器。

第一节　直接灸

直接灸是艾炷灸的一种，又称明灸、着肤灸，是将艾炷直接放在穴位皮肤上施灸的一种方法。根据灸后对皮肤刺激程度的不同，分有瘢痕灸和无瘢痕灸。若施灸时需将皮肤烧伤化脓，愈后留有瘢痕者，称为瘢痕灸；若不使皮肤烧伤化脓，不留瘢痕者，称为无瘢痕灸。

一、瘢痕灸

（一）定义

瘢痕灸，又称化脓灸，属于艾炷灸之直接灸的一种，系指以艾炷直接灸灼穴位皮肤，渐致化脓，最后形成瘢痕的一种灸法。

（二）起源及发展

瘢痕灸可以说是我国应用历史最长的一种灸法，最早见于《针灸甲乙经》："欲令灸发者，灸履熨之，三日即发。"化脓灸在晋唐时期最为盛行，不仅在医籍中有大量的记载，而且文学作品中也有反映，如唐代著名诗人白居易的诗中写道："至今村女面，烧灼成痕瘢。"韩愈还生动描述了施灸的场面："灸师施艾炷，酷若猎火围。"当时的医家认为，化脓灸与疾病的疗效直接相关。如唐代医家陈延之的《小品方》中指出："灸得脓坏，风寒乃出；不坏病则不除也。"《太平圣惠方》也说："灸炷虽然数足，得疮发脓坏，所患即瘥；如不得疮发脓坏，其疾不愈。"《备急灸法》所载灸治的 22 类急症中，有 21 类系用直接灸疗。直接灸须出现灸疮，是许多医家追求的目标，如《针灸资生经》还记载了引发灸疮之法，"用赤皮葱三五茎去青，于煻火中煨熟，拍破，热熨疮十余遍，其疮三日自发"。瘢痕灸到南宋时，由于较为疼痛，不受达官贵人的欢迎，闻人耆年的《备急灸法》中说："富贵骄奢之人，动辄惧痛，闻说火灸，嗔怒叱去。"然而尽管如此，瘢痕灸仍然受到明清乃至近现代针灸医家的青睐。如清代李守先在《针灸易学》一书中形容说："灸疮必发，去病如把抓。"

（三）操作方法

施灸时先在所灸腧穴部位涂以少量的大蒜汁，以增加黏附和刺激作用，然后将大小适宜的艾炷置于腧穴上，用火点燃艾炷施灸。每壮艾炷必须燃尽，除去灰烬后，方可继续易炷再灸，至规定壮数灸完为止。施灸时由于火烧灼皮肤，可能产生疼痛，此时可用手在施灸腧穴周围轻轻拍打，以缓解疼痛。在正常情况下，灸后1周左右，施灸部位化脓形成灸疮，5~6周灸疮自行痊愈，结痂脱落后而留下瘢痕。现代多按照以下的操作步骤完成。

1. 点穴及置炷　施灸之前先要点定穴位，即点穴。患者身体应保持平直，处于一种舒适而又能持久的位置。暴露灸穴，取准穴点，并作一记号。点定穴点后，嘱患者不可随意变动体位。用少许蒜汁或油脂先涂抹于灸穴皮肤表面，然后，将艾炷粘置于选定的穴位上，即置炷。一般多用中、小炷，艾炷如麦粒或绿豆大。近年来有贴敷艾炷的新型产品面世，可直接贴敷于穴区施灸。

2. 燃艾　用火燃着艾炷后，医者应守护在旁边。待燃至患者感觉疼痛时，医者用手轻轻拍打穴区四周，以减轻患者痛苦。艾炷燃尽，用浸有生理盐水的消毒敷料拭去艾灰，再灸第二壮。对惧痛患者，可先在穴区注入普鲁卡因注射液做局部麻醉后再施灸，或涂以中药局麻液。中药局麻液配制：川乌、细辛、花椒、蟾酥，用75%乙醇300mL浸泡24小时。使用时，取棕红色上清液，以消毒棉球蘸后涂于施灸穴位，1~5分钟之后可达到局部麻醉效果。

3. 封护　完成所灸壮数，以上法拭去艾灰后，灸区多形成一焦痂。在灸穴上用淡膏药或根据灸口大小剪一块胶布，敷贴封口。淡膏药也称灸疮膏药。封护的目的是防止衣服摩擦灸疮，并促使其溃烂化脓。化脓后，每日换1次膏药或胶布。脓水多时可每日换2次。经1~2周，脓水渐少，最后结痂，脱落后留有瘢痕。

（四）注意事项

此种方法为有创疗法，一定要注意创口的护理和全身的调养，不可在治疗一种疾病时，诱发感染导致其他不良结果。

首先要注意护理灸疮。化脓灸要求灸后局部溃烂化脓，这是无菌性化脓反应，脓色较淡，多为白色。灸疮如护理不当，造成继发感染，脓色可由白色转为黄绿色，并可出现疼痛及渗血等，则须用消炎药膏或玉红膏涂敷。若灸疮久不收口，多因免疫功能较差所致，应及时治疗。

其次要注意全身调养。为了促使灸疮发生无菌性化脓反应，要注意调养。对此，《针灸大成》曾有论述，可作参考："灸后不可就饮茶，恐解火气；及食，恐滞经气，须少停一二时，即宜入室静卧，远人事，远色欲，平心定气，凡百俱要宽解。尤忌大怒、大劳、大饥、大饱、受热、冒寒。至于生冷瓜果，亦宜忌之。唯食茹淡养胃之物，使气血通流，艾火逐出病气。若过厚毒味，酗醉，致生痰涎，阻滞病气矣。鲜鱼鸡羊，虽能发火，止可施于初灸十数日之内，不可加于半月之后。"

二、无瘢痕灸

（一）定义

无瘢痕灸法又称非化脓灸法，指以艾炷直接灸灼穴位皮肤，一般选用中、小艾炷施灸，临床上以达到轻微烫伤为度，施灸后皮肤不起疱，或虽起疱但不致诱发成灸疮的一种灸法。因其灸后不化脓，也不留下瘢痕，故易为患者接受，同时也可以避免很多医疗纠纷。

（二）起源及发展

从古文献考证，古代医家多主张用瘢痕灸，但瘢痕灸所带来的剧痛、体表损伤及影响美容的瘢痕等，难以为人们普遍接受，于是逐渐有了无瘢痕灸。近现代随着医疗水平的提高，无瘢痕灸既可以避免这些缺憾，也可以起到类似瘢痕灸的作用。

（三）操作方法

施灸时先在所灸腧穴部位涂以少量的凡士林，以使艾炷便于黏附，然后将大小适宜的艾炷置于腧穴上点燃施灸，当灸炷燃剩2/5或1/4而患者感到微微灼痛时，即可易炷再灸。若用麦粒大的艾炷施灸，当患者感到灼痛时，医者可用镊子柄将艾炷熄灭，然后继续易炷再灸，按规定壮数灸完为止。一般应灸至局部皮肤红晕而不起疱为度。因其皮肤无灼伤，故灸后不化脓，不留瘢痕。用麦粒大小的艾炷灸称为麦粒灸，麦粒灸属于现代灸法应用中比较提倡的灸法之一，也是现在临床上比较常见的直接灸法，具体操作如下：

1. 将艾绒做成麦粒大小的艾炷，安放在预先选好的部位（穴位）。

2. 用线香或火柴点燃，任其自燃。

3. 燃烧至1/2时将其压灭。

4. 第二壮可放在第一壮未燃艾炷上，待燃烧至还剩1/3时将其压灭。

5. 第三壮燃烧殆尽，由于灸过两壮患者已经适应疼痛，以后每壮可都燃烧完全。

麦粒灸虽是属于直接灸，但不引起化脓与形成灸疮，可在穴位处抹凡士林或蒜汁以起到黏合艾绒的作用。直接灸穴位，直达病灶，给病症相对应的穴位以更强的刺激，作用比一般的灸法要强。

（四）注意事项

灸疗会加速气血循环，促使毛孔张开，此时如果不注意护理，汗出当风、过度劳累、局部护理不当诱发感染等，都会影响治疗效果，需要特别注意以下几点：

1. 无瘢痕灸艾炷的大小最好介于隔物灸与瘢痕灸之间，一般以花生米大至绿豆大为宜。具体治疗时须因人因病而宜。

2. 一般情况下，施无瘢痕灸后，灸处仅出现红晕，如出现小水疱，不须挑破，禁止抓搔，应令其自然吸收；如水疱较大，可用消毒注射针具吸去疱液，用龙胆紫药水涂抹，一般不遗留瘢痕。

3. 灸后宜暂避风吹，或以干毛巾覆盖后轻揉，使汗孔闭合，以利恢复。

第二节　间接灸

间接灸也叫隔物灸，是将艾炷下面垫以姜片、蒜片、食用盐或药饼等作衬隔来施灸的方法。其具有温经通络的作用，不会像直接灸那样灼伤皮肤。间接灸的种类很多，可根据病症选用不同的物品作隔垫。临床常用的隔物灸有以下几种。

一、隔姜灸

（一）定义

隔姜灸是以姜片间隔在皮肤和艾炷之间而施灸的一种方法。

（二）起源及发展

隔姜灸在古代应用很广，明代杨继洲《针灸大成》记载："灸法用生姜切片如钱厚，搭于舌上穴中，然后灸之。"张景岳《类经图翼》中提到治疗痔疾"单用生姜切薄片，放痔痛处，用艾炷于姜上灸三壮，黄水即出，自消散矣"。隔姜灸在清代吴尚先的《理瀹骈文》和李学川的《针灸逢源》等书籍中亦有载述。

（三）操作方法

隔姜灸的取材比较方便，尤其在北方，生姜一年四季随处可取，因此在临床上也是最常用的一种隔物灸疗，操作步骤如下：

1. 无须清洗，把老姜切成片，横截面尽量切大一点，每片厚 0.3 ~ 0.6cm，在姜片中心刺上几个小孔。

2. 把姜片放在穴位上，再把艾绒捏成小小的圆锥形放在姜片上，艾绒堆状约是蚕豆或枣核大小，点燃艾绒施灸，感觉烫时可以把姜片稍微移开一会儿，免得发生烫伤或形成灸疮。艾绒燃尽后，再放置艾绒反复施灸，姜片也可视情况更换。

3. 每穴灸 3~9 壮，每次 10~30 分钟，以皮肤局部潮红不起疱为度。

（四）注意事项

隔姜灸的操作虽然简单，但也要因人而异，据皮肤的敏感度或灸疗部位的不同，选用不同厚度的姜片。常见的注意事项如下：

1. 隔姜灸用的姜应选用老姜，宜现切现用，不宜用干姜或嫩姜。

2. 姜片的厚薄宜根据部位和病证而定。一般而言，面部等较为敏感的部位，姜片可厚些；而急性或疼痛性病证施灸时，姜片可切得薄一些。

3. 在施灸过程中若不慎灼伤皮肤，致皮肤起透明发亮的水疱，须注意防止感染。小水疱用姜汁涂抹即可，也可以将艾灰用香油调敷水疱处；如果水疱较大，必须消毒处理以防感染。

4. 施灸后宜暂避风吹，或以干毛巾覆之轻揉，使汗孔闭合；灸完两小时内不要洗澡，不能吹空调，勿感外邪，以利恢复。

二、隔蒜灸

（一）定义

隔蒜灸是以蒜间隔在皮肤和艾炷之间而施灸的一种方法，分隔蒜片灸和隔蒜泥灸两种。

（二）起源及发展

隔蒜灸最早见于《肘后备急方》："灸肿令消法，取独颗蒜横截厚一分，安肿头上，炷如梧桐子大，灸蒜上百壮。不觉消，数数灸，唯多为善。勿令大热，但觉痛即擎起蒜，蒜焦更换用新者，不用灸损皮肉。"《千金要方》用此法治瘰疬，《医学入门》用此法治痈疽肿毒，《医宗金鉴》用其治疮毒。而隔蒜灸，则最见于宋代陈自明的《外科精要·论隔蒜灸得效》："凡疮初发一二日，须用大颗独蒜切片三分厚，贴疽顶，以艾隔蒜灸之，每三壮易蒜，痛者灸令不痛，不痛者灸之令痛，疮溃则贴神异膏。"宋代医家陈言《三因极一病证方论》中有较详细的论述，痈疽初觉"肿痛，先以湿纸覆其上，立视候之，其纸先干处，即是结痈头也……大蒜切成片……安其头上，用大艾炷灸之，三壮即换一蒜片，痛者灸至不痛，不痛灸至痛时方住"。该书还提到另一种隔蒜灸法，即隔蒜泥饼灸："若十数头作一处生者，即用大蒜研成膏，作薄饼铺头上，聚艾于蒜饼上烧之。"在明代《类经图翼》中又作进一步的发挥，"设或疮头开大，则以紫皮大蒜十余头，淡豆豉半合，乳香二钱，同捣成膏，照毒大小拍成薄饼，置毒上铺艾灸之"，发展成隔蒜药饼灸法。今据古人之法，用于治疗内科、外科、妇科、皮肤科中的一些疾病，其方法简单、安全易行、取材容易、价格低廉，疗效显著。

（三）操作方法

隔蒜灸自古多强调用独头蒜切片。独头蒜的接触面积大，放艾炷时更便利，同时独头蒜的透皮作用和通络散寒的效果远高于分瓣蒜，使艾灸的效果能最大限度地发挥。但因为独头蒜需要每年立春后栽种才能大面积获得，而且辛温之性更加峻烈，日常生活取材不如分瓣蒜方便，后来隔蒜片灸逐渐被隔蒜泥灸所代替。

1. 隔蒜片灸　需取新鲜独头大蒜，切成厚 0.1~0.2cm 的蒜片，用针在蒜片中间穿刺数孔，放在施灸的穴位上或患处，上置艾炷点燃灸之，艾炷如黄豆大，每灸 3~5 壮后可更换蒜片，继续施灸，将预定壮数灸完为止。一般以施灸处出现湿润红热为度。为了防止灼痛起疱，可在蒜片下面再垫上一蒜片或多片蒜，在灸疗过程中，要注意更换烤焦的蒜片。

2. 隔蒜泥灸　隔蒜泥灸可用在局部，也可用于整个督脉。因部位不同，制作的泥膏厚度和大小也有区别。

（1）以新鲜大蒜适量，捣如泥膏状，制成厚 0.2~0.4cm 的圆饼，大小按病灶而定。置于选定之穴区灸之，但中间不必更换蒜饼。一般以灸处出现汗湿红晕现象而不起疱为度。

（2）取新鲜蒜适量，捣如泥膏状，平铺于脊柱上（自大椎至腰俞），宽约 2cm，厚约 0.5cm，周围用桑皮纸封固，灸大椎、腰俞等穴数十壮，以灸至患者口鼻内觉有蒜味为度。

（四）注意事项

相比其他隔物灸，隔蒜灸在现代临床上的应用概率更低一些，因为蒜汁的发疱概率本身就比其他隔物灸高，而现代人的皮肤多比较细腻敏感，就更容易出现发疱。同时，大蒜的味道又比较浓烈，很多人难以接受，所以在临床上的应用概率又降低了几分。但是，正是因为其易发疱、气味浓烈的特性，隔蒜灸透发走窜的效果也优于其他隔物灸。若在临床上用隔蒜灸需注意以下几点：

1. 在施灸过程中若不慎灼伤皮肤，致皮肤起透明发亮的水疱，须注意防止感染。

2. 因为大蒜对皮肤具有刺激性，所以皮肤过敏者、特殊部位慎用。

3. 施灸后宜暂避风吹，或以干毛巾覆之轻揉，使汗孔闭合，勿感外邪，以利恢复。

三、隔盐灸

（一）定义

隔盐灸是临床上常用的隔物灸之一，是指用纯净干燥的食盐填平脐窝，上置大艾炷施灸的方法。因本法只用于脐部，故又称神阙灸。

（二）起源及发展

关于隔盐灸的最早记录是《肘后备急方》，主张用食盐填平脐窝，在上面置大艾炷施灸，以治疗霍乱（急性吐泻疾病）等急症。后来，在《本草纲目》中也有记载："霍乱转筋，欲死气绝，腹有暖气者，以盐填脐中，灸盐上七炷，即苏。"后世的医籍《备急千金要方》《千金翼方》及元代危亦林的《世医得效方》等也都有介绍。现代在施灸的方法上有一定改进，如在盐的上方或下方增加隔物等。

（三）操作方法

令患者仰卧，暴露脐部。取纯净干燥之细白盐适量，可炒至温热，纳入脐中，使与脐平。如患者脐部凹陷不明显者，可预先置脐周一湿面圈，再填入食盐；如须再隔其他药物施灸，一般宜先填入其他药物（药膏或药末），再放盐。然后上置艾炷施灸，至患者稍感烫热，即更换艾炷。为避免食盐受火爆裂发生烫伤，可预先在盐上放一薄姜片再施灸。一般灸3~9壮，但对急性病证则可多灸，不拘壮数。

（四）注意事项

隔盐灸作用部位比较特殊，需要患者配合，不适合年纪小的患者。另外，湿气重的患者会有迟发性发疱，在做完艾灸的第二天或者第三天，肚脐周围会有小水疱出现，要注意消毒，以防感染。

1. 施灸时要求患者保持原有体位，呼吸匀称。尤其是穴区觉烫时，应告知医生处理，不可乱动，以免烫伤。对小儿患者，更应核格外注意。

2. 万一脐部被灼伤，要涂以龙胆紫，并用消毒敷料覆盖固定，以免感染。

四、隔药饼灸

（一）定义

隔药饼灸是以片状、饼状物（主要是药物）等作为传热介质，在穴位和艾炷之间隔上药饼而施灸的一种方法。隔药饼灸可分为两类：一类为单味中药或加1~2味辅助中药研末制作而成的隔药饼灸；另一类指将复方中药煎汁或研末后加入少量赋形剂制成小饼状，并隔此药饼用艾炷灸或艾条灸的一种间接灸法。

（二）起源及发展

隔药饼灸起自何时已不可考，据明末高僧莲池大师《竹窗随笔》载："近有僧行灸法者，其法和药作饼，置艾炷于其上而燃之，云治万病。此不知出自何书，传自何人。"在我国古代医籍中，曾有记载的隔面饼灸最早亦见于唐代的《备急千金要方》，内载治疗恶疮："面一升作饼大小覆疮，灸上令热，汁出尽瘥。"明代医家万密斋用此法治痢疾，在面饼的制作上略有不同。他采用以醋和面的方法，"用麦面以好米醋和成薄饼，敷在脐上，用艾薄薄铺于饼上，燃之"。古代药饼多用辛温芳香药物制成，以起到温中散寒、行气活血的作用。

（三）操作方法

隔药饼灸在临床上应用相对比较灵活，也比较繁杂，可以根据患者的不同病因、病性，甚至不同体质配制不同药饼。比如阳虚体质可以将温阳健脾或温阳补肾的药做成药饼；气滞的患者可以用理气药做成药饼以增加单纯艾灸的疗效，是将灸和药的结合。

1. 隔附子灸 此法的应用首见于唐代，孙思邈《千金翼方》载"削附子令如棋子厚，正着肿上，以少唾湿附子，艾灸附子，令热彻以诸痈肿牢坚。"古人在灸治时，附子多选用成熟者加以炮制后使用，且常以酽醋（指味汁浓厚的醋）或童便浸过。如唐代王焘的《外台秘要》载崔氏疗耳聋、牙关急不得开方："取八角附子二枚，酽醋渍之二宿，令润彻，削一头纳耳中，灸十四壮，令气通耳中即瘥。"

操作方法：分隔附子片灸和隔附子饼灸两种。①隔附子片灸：取熟附子用水浸透后，切片厚0.3~0.5cm，中间用针刺数孔，放于穴区，上置艾炷灸之。②隔附子饼灸：将附子切细研末，以黄酒调和作饼，厚约0.4cm，中间用针刺孔，放于穴位上置艾炷灸之；亦可用生附子3份、肉桂2份、丁香1份，共研细末，以炼蜜调和制成0.5cm厚的药饼，用针穿刺数孔，上置艾炷灸之。若附子片或附子饼被艾炷烧焦，可以更换后再灸，直至穴区皮肤出现红晕而停灸。

附子辛温大热，有温肾壮阳之功，适宜治疗阳痿、早泄、遗精及疮疡久溃不敛、指端麻木等病证。近年来又用以治疗痛经、桥本甲状腺炎、慢性溃疡性结肠炎等。阴盛火旺及过敏体质者、孕妇均禁用附子饼灸。

2. 隔豆豉饼灸 首见于唐代《备急千金要方》。豆豉有发汗解表作用，此法对痈肿初起，效果颇佳，但须灸至疮部皮肤湿润汗出，邪毒方可随汗外出，使病获愈。

操作方法：取淡豆豉适量，研成细末，用黄酒调和成直径2~3cm、厚0.5cm的药饼，以粗针在饼上刺数孔。将饼置于穴区，上置中或大艾炷灸之。如果豉饼烧焦，可易湿饼再灸。每次施灸壮数，根据病证而定。痈疽初起者，灸至病灶区处皮肤湿润即可；如脓肿溃后久不收口，疮色黑暗者，可灸7~15壮。每日1次。

3. 隔胡椒饼灸 是指在皮肤和艾炷之间隔胡椒饼而施灸的一种方法。

操作方法：将白胡椒研成细末，加适量白面，用水调和制成硬币状圆饼，厚约0.3cm，中央按成凹陷，再取丁香、肉桂、麝香等份研成细末，置胡椒饼中央凹陷处，将凹陷填平，然后将圆饼放在施灸穴位上，上置艾炷施灸。每穴灸5~7壮，以内里觉温热舒适为度。胡椒饼的薄厚，宜根据部位和病证而定。一般而言，面部等较为敏感的部位，胡椒饼可厚些；而治疗急性或疼痛性病证，胡椒饼可薄一些。施灸时要注意防止艾火脱落，以免造成皮肤、衣物的损毁。灸后若局部出现水疱，小水疱可不作处理，任其自然吸收，注意不要擦破；若水疱过大，可用消毒针从疱底刺破，放出水液后，涂龙胆紫药水。

第三节　艾条灸

将艾条点燃后置于腧穴或病变部位上进行熏灼的方法称为艾条灸，常见的艾条灸有悬灸和实按灸两种，临床上悬灸更常用。

一、悬灸

悬灸即为悬空施灸，是不借助于任何灸器，将艾条点燃悬于施灸部位之上施灸的一种灸法。一般以左手按穴，右手持艾。悬灸的盛行是因为进行直接灸时患者非常痛苦，为了减轻痛苦，古人便在艾灸的操作方法上做了大量改进。开始是隔上一层东西，如隔生姜片的隔姜灸，后来发展为将艾条悬空，离开皮肤一定距离施灸，就是现在的悬灸。

悬灸根据施灸手法不同分为温和灸、雀啄灸、回旋灸。

（一）温和灸

1. 定义　温和灸，又称温灸法，将点燃的艾条端对准应灸的部位，与施灸部位的皮肤保持一定距离，使局部有温热感而无灼痛感的一种灸法。

2. 操作方法　将艾条的一端点燃悬于施灸部位，一般距离为 2~3cm，固定不移，使患者局部有温热感而无灼痛感。一般每处灸 3~5 分钟，灸至皮肤稍起红晕为度。对于昏厥、局部感觉减退的患者和小儿，医者可将食、中两指置于施灸部位两侧，通过手指的感觉来测知患者局部的受热程度，以便随时调节施灸距离，掌握施灸时间，防止烫伤。灸治时，应注意艾条与皮肤之间既要保持一定距离，又要达到足够的热力。温和灸是临床上应用最为广泛的灸法之一。

（二）雀啄灸

1. 定义　雀啄灸，指将艾条燃着的一端在施灸部位上做一上一下、忽近忽远的动作，形如雀啄的一种灸法。此法热感较其他悬灸法为强，多用于急症和较顽固的病证。

2. 操作方法　取清艾条或药艾条一支，将艾条燃着端对准所选穴位，采用类似麻雀啄食般一起一落、忽近忽远的手法施灸，给以较强烈的温热刺激。一般每次灸治 5~10 分钟。临床亦有以艾条靠近穴区灸至患者感到灼烫提起为一壮者，如此反复操作，每次灸 3~7 壮。不论何种操作，都以局部出现深红晕湿润或患者恢复知觉为度。对小儿患者及皮肤感觉迟钝者，医者宜以左手食指和中指分置穴区两旁，以感觉灸热程度，避免烫伤。雀啄法一般每日 1~2 次，10 次为一疗程，或不计疗程。注意施灸时不可太接近皮肤，尤其是失去知觉或皮肤感觉迟钝的患者和小儿患者更应注意，以防烫伤。

（三）回旋灸

1. 定义　回旋灸法又称熨热灸法，是指将燃着的艾条在穴区上方做往复回旋移动的一种灸法。该法能给予穴位区域较大范围的温热刺激，常用于治疗某些五官科及妇科疾病。

2. 操作方法　回旋灸所用灸条分为清艾条（包括无烟艾条）和药艾条。其操作方法有两种：①平面回旋灸：将艾条点燃端先在选定的穴区或患部进行熏灸测试，至局部有灼热感时，即在此距离做平行往复回旋灸，每次灸 20~30 分钟。视病灶范围可适当延长灸治时间，以局部潮红为度。此法适用于面积较大之病灶。②螺旋式回旋灸：将灸条燃着端从离穴区或病灶最近处，由近及远呈螺旋式施灸。其热力较强，以局部出现深色红晕为宜。此法适用于病灶较小及急性病证，灸治时应注意艾条与皮肤之间既要保持一定距离，又要达到足够的热力。

二、实按灸

实按灸最早使用的不是艾条，而是桃枝。把桃木去皮两头削成鸡蛋尖头状，长 1~2 寸，即 3~6cm，蘸取麻油，点燃后吹灭，用纸三五层贴盖患处，将热桃木刺于纸上，使其热力透入肌肤。后来桃枝逐渐被艾条所替代，或者在艾条中加入各种药物。《寿域神方》记载："用纸实卷艾，以纸隔之点穴，于隔纸上用力实按之，待腹内觉热、汗出，即瘥。"古代的太乙神针、雷火针灸法属此范畴。时至现代，有些祖传的艾灸疗法依旧延续了此种操作，但在材料的选取上做了修改，用自配的药艾条做介质，先悬灸某些特定位置，最后实按在穴位上。此法在治疗恶性肿瘤方面有独特疗效。

第四节　温针灸

温针灸是将针刺与艾灸相结合的一种方法。本法具有温通经脉、行气活血的作用，适用于寒盛湿重，经络壅滞之证，如关节痹痛、肌肤不仁等。

一、温针灸简介

温针灸是针刺与艾灸相结合的一种方法，即在留针过程中，将艾绒搓团捻裹于针柄上点燃，通过针体将热力传入穴位。

温针之名首见于《伤寒论》，但其方法不详。本法兴盛于明代，高武《针灸聚英》及杨继洲之《针灸大成》均有记载：其法针穴上，以香白芷作圆饼，套针上，以艾灸之，多以取效……此法行于山野贫贱之人，经络受风寒致病者，或有效。

现代著名骨科专家宣蛰人善用此法，但其从解剖结构出发来定位针刺部位，取代传统的循经取穴，不用经络理论指导操作，而是作用于某一块肌肉的起止点，进行围刺，只沿用了中医进针的理念和温针的技术，在治疗疼痛性疾病上有很大优势。他将针刺具体化、客观化，温针灸只是一个治疗工具，用银质针的小创口代替了传统大手术的创伤，更有利于患者恢复。

二、操作方法

温针灸的主要刺激区为体穴。先取长度在 1.5 寸以上的毫针，刺入穴位得气后，在留针过程中，于针柄上或裹以纯艾绒的艾团，或取约 2cm 的艾条一段，套在针柄之上，无论艾团、艾条段，均应距皮肤 2~3cm，再从其下端点燃施灸。在燃烧过程中，如患者觉灼烫难忍，可在该穴区置一硬纸片，以稍减火力。每次如用艾团可灸 3~4 壮，艾条段则只需 1~2 壮。近年，还有采用帽状艾炷行温针灸者。帽状艾炷的主要成分为艾叶炭，类似无烟灸条。其长度为 2cm，直径 1cm，一端有小孔，点燃后可插于针柄上，燃烧时间为 30 分钟。因其外形像小帽，可戴于毫针上，故又称帽炷灸。帽炷灸既无烟，不会污染空气，作用时间又长，是一种较为理想的温针灸法。温针灸要严防艾火脱落灼伤皮肤，可预先用硬纸剪成圆形纸片，并剪一至中心的小缺口，置于针下穴区上。温针灸时，要嘱咐患者不要任意移动肢体，以防灼伤。

第五节　温灸器灸

温灸器灸又称灸疗器灸，是由古时的瓦甑（一种陶制的炊具）灸逐渐演变而来的一种灸法。灸疗器是艾灸所用器具，为艾绒、艾炷盛放的载体，其材质种类繁多，有竹制、橡木制、金属制、陶瓷制等，常见的器型多为艾灸罐或艾灸盒。把点燃的艾绒、艾炷放入灸疗器，然后通过灸疗器对人体施灸，从而解放了人工，免去了举艾条之苦。由于明火艾灸器会有大量艾烟排放，在密闭的空间实施艾灸，就必须忍受艾烟的熏烤，从而降低了艾灸的舒适度，随着科技的进步，现代已经制成了各种无火艾灸仪器。

一、明火温灸器灸

明火温灸器灸顾名思义，就是将艾绒或艾条点燃，放入艾灸器，可以见到明火，有艾烟的一种灸法。

（一）金属制灸器

金属制灸器的共同特点就是看得见艾条火头，艾烟可以直接熏到皮肤表层，透入穴位。它是利用艾绒在燃烧中产生艾火的穿透力和辐射作用对穴位进行温热刺激。由于艾叶中独特的药物成分，熏灼经络时，通过药物渗透，可以增强免疫功能，有温阳补气、温经通络、消瘀散结、补中益气的作用。

1. 随身金属艾灸盒　将艾条插入灸盒内固定支架点燃，盖上灸盒并旋转锁定，然后调节出风口，以控制温度的高低。将灸盒置入保温袋中，用松紧带固定在患处。注意经常清除保温袋及灸盒内的灰烬，以保持清洁。

这种灸法比较简易，随时可以施灸，适用于身体各个部位。该法所产生的热感通常是艾火燃烧一段时间，金属盒发热后才传到皮肤，艾烟和火头均不能触到穴位。这种方法单次灸疗的效果较弱，需要施灸者有足够的耐心，操作较长时间。与悬灸相比，它缺少的是人与人之间的气感交流，以及对艾火垂直度、距离的灵活掌控。

2. 立式金属艾灸器　取艾条或艾绒，点燃置于艾灸器头部中心部位，然后拉动伸缩臂，调整灸盒角度，距离局部皮肤 3~5cm 施灸。在施灸过程中应根据患者的感觉调整合适的温度。由于艾灸器为金属制成，施灸和灸后整理工具时注意避免烫伤。

立式艾灸器适用于身体各个部位，摆放燃烧时固定聚焦，比一般悬灸更安全，渗透力更好、更持久，避免了艾草能量的浪费，持续的温热刺激能提高疗效。

3. 温灸棒　撕掉艾条外面的包装纸，点燃艾条，将艾条水平放进温灸棒里，然后下按有弹簧的一端，艾条就会移动到温灸棒可以滚动的部分，此时烟会从小孔里面冒出来，即可施灸。

温灸棒操作简单，置于腧穴或应灸部位，以所灸部位皮肤红润为度，有调和气血、温中散寒的作用。

（二）木制类灸器

竹制艾灸盒　竹制艾灸盒有单孔、双孔和多孔等类型。

打开灸盒盖，将一整根艾条点燃后插入灸孔，里面有固定艾条的装置，然后盖上灸盒盖。施灸的过程中要根据感觉自己调节，如患处感觉稍烫时，可以将艾条向上拔，通过调节艾条高度来控制温度，避免烫伤，如果温度不够只需要把艾条再插进去一些即可。施灸结束后取下艾灸盒盖（燃烧的艾条不用取下），直接将灭火盖套在艾条上，艾火由于缺氧则自动熄灭，方便下次使用。

竹制艾灸盒是用竹子制作而成，对艾灸有辅助作用。由于该法在燃烧一段时间后会偏离原来的位置，施灸部位不够精准，需要调节艾条，而且施灸时灸盒需要固定不动，患者不能随意活动，因此一般多用于腰背和腹部，有一定的局限性。

（三）瓷制灸器

艾灸罐　将艾灸罐打开，取出内罐，并准备一段长短合适的艾条。将艾条的一端插入内罐中心的铜柱，留下一个小孔，点燃艾条有孔的一端，将点燃的一端插入内罐中心的铜柱上。然后盖上艾灸罐的盖子，装上艾灸罐的手柄即可手持艾灸罐施灸。也可以用绑带将艾灸罐缚在身上施灸，但这种方法需要在施灸部位覆盖毛巾等隔热，避免烫伤。

该法和竹制灸盒一样，施灸时灸盒需要固定不动，患者不能随意活动，一般多用于腰背和腹部，有一定的局限性。

二、现代艾灸仪器

现代艾灸仪器是根据中医艾灸原理，结合现代超临界萃取、微电子、磁疗、远红外理疗等技术的灸疗仪器。电子灸治疗仪实现了智能操作、控温控时、无烟无火、定向导入、多穴同灸，避免了传统艾灸烟熏火燎、灰烬烫伤、操作不便等。

目前比较有代表性的是以下两种无烟艾灸仪：一种是以艾绒为介质的多功能艾灸仪，将用艾绒制备好的专用艾炷或艾饼，安置在具有发热元件及磁化装置的艾腔中，将灸头直接用可调整松紧的缚带固定在被灸穴位上，当专用艾炷或艾饼被加热后，患者的皮肤同时被加热，其汗孔舒张，艾绒的有效成分迅速通过穴位经络，直接作用于病灶，通过热、磁作用，定向导入、透皮吸收，从而达到治疗和保健目的，磁疗起到催化剂的作用。另一种是电磁波治疗仪（俗称神灯）和红外线治疗仪，通过电磁波或远红外线辐射输出特定频谱和能量作用于人体，通过光热作用产生生物化学的治疗。

值得注意的是，灸法之所以称之为"灸"，就是久火，无火的"灸"只能称之为烤。电子艾灸器在模拟传统灸法的基础上制作而成，在某些方面的效果必然会减弱，故不能完全取代艾灸。

第三章　艾灸的常用取穴

第一节　经络概要

一、十二经脉简介

经络系统是由经脉、络脉及其连属部分构成的。经脉和络脉是其主体，本书仅附有经络的大体循行图及经络的相关规律。

（一）十二经脉循行规律

大体规律：举手过头，阴升阳降。

循行走向：手三阴经从胸走手，手三阳经从手走头，足三阳经从头走足，足三阴经从足走腹（胸）。正如《灵枢·逆顺肥瘦》所载："手之三阴，从脏走手；手之三阳，从手走头。足之三阳，从头走足；足之三阴，从足走腹。"（图3-1）

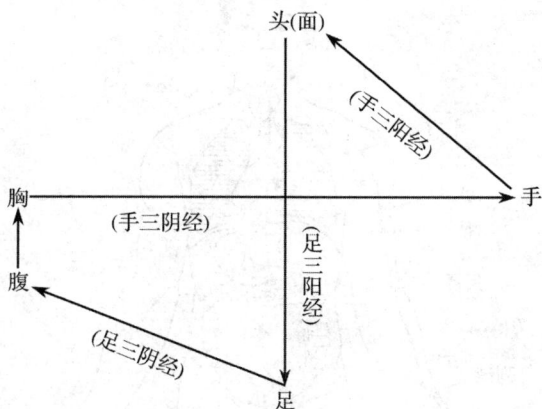

图3-1　十二经脉循行规律

（二）十二经脉交接规律

十二经脉在体表的分布和交接是有一定规律的，具体从以下三方面叙述。

1. 头面部　手三阳经止于头面，足三阳经起于头面，手三阳经与足三阳经在头面部交接，所以说："头为诸阳之会。"十二经脉在头面部分布的特点是：手足阳明经分布于面额部；手太阳经分布于面颊部；手足少阳经分布于耳颞部；足太阳经分布于头顶、枕项部。另外，足厥阴经也循行至头顶部。

十二经脉在头面部的分布规律：阳明在前，少阳在侧，太阳在后。

2. 躯干部　足三阴与足阳明经分布在胸、腹部（前），手三阳与足太阳经分布在肩胛、背、腰部（后），手三阴、足少阳与足厥阴经分布在腋、胁、侧腹部（侧）。

3. 四肢部　阴经分布在四肢的内侧面，阳经分布在外侧面。

十二经脉交接规律见图 3-2。

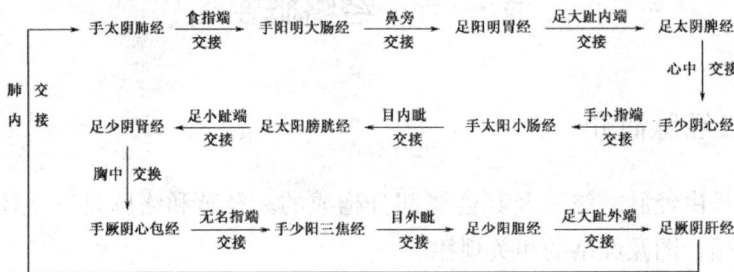

图 3-2　十二经脉交接规律

（三）十二正经循行图

1. 手太阴肺经　从胸走手，自列缺分出至食指端与大肠经交接（图 3-3）。

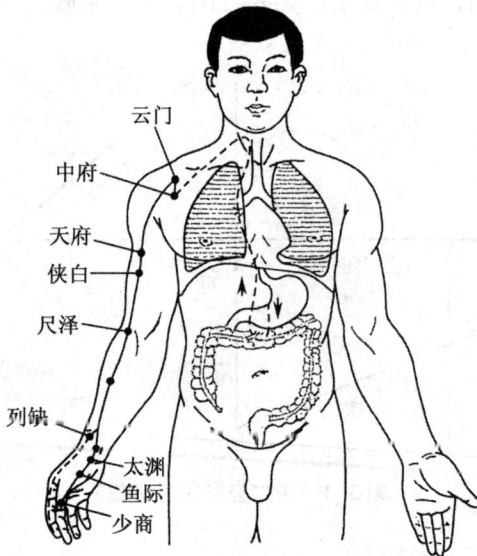

图 3-3　手太阴肺经

2. 手阳明大肠经 从手走头，在鼻翼旁与胃经交接（图3-4）。

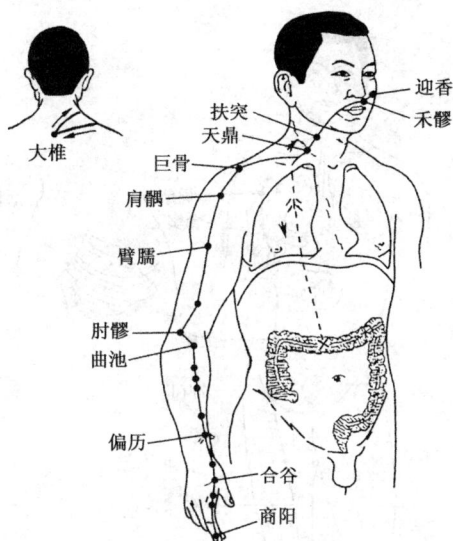

迎香
禾髎
扶突
天鼎
大椎
巨骨
肩髃
臂臑
肘髎
曲池
偏历
合谷
商阳

图 3-4 手阳明大肠经

3. 足阳明胃经 从头走足，在足背冲阳穴分出至大趾端与脾经交接（图3-5）。

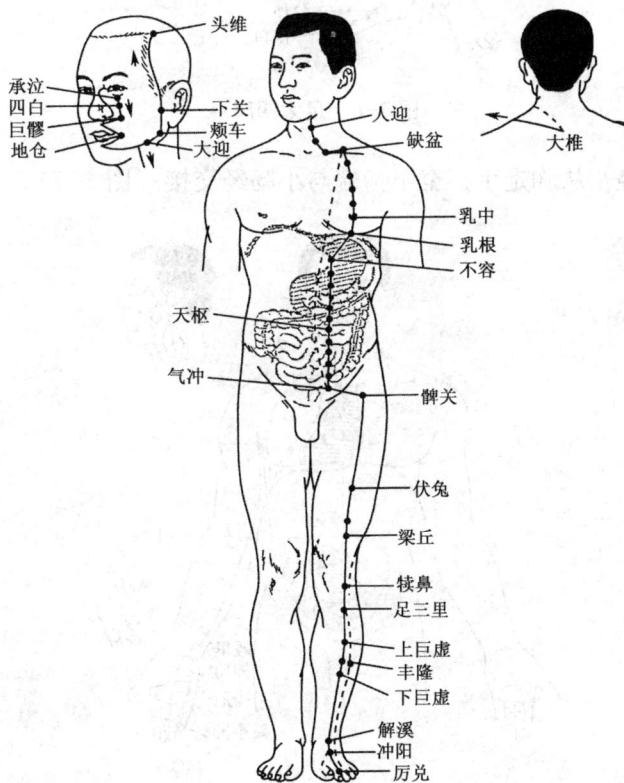

头维
承泣
四白
巨髎
地仓
下关
颊车
大迎
人迎
缺盆
大椎
乳中
乳根
不容
天枢
气冲
髀关
伏兔
梁丘
犊鼻
足三里
上巨虚
丰隆
下巨虚
解溪
冲阳
厉兑

图 3-5 足阳明胃经

4. 足太阴脾经 从足走胸，与心经交接（图3-6）。

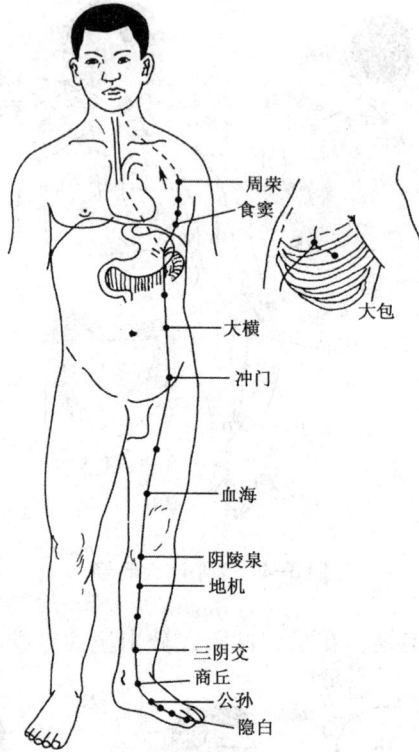

图3-6 足太阴脾经

5. 手少阴心经 从胸走手，至小指端与小肠经交接（图3-7）。

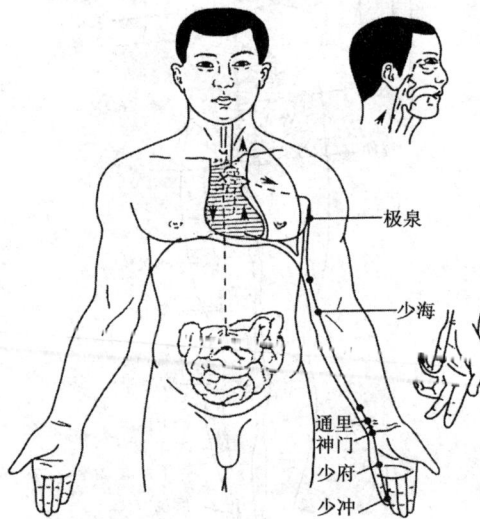

图3-7 手少阴心经

6. 手太阳小肠经　从手走头，在目内眦与膀胱经交接（图 3-8）。

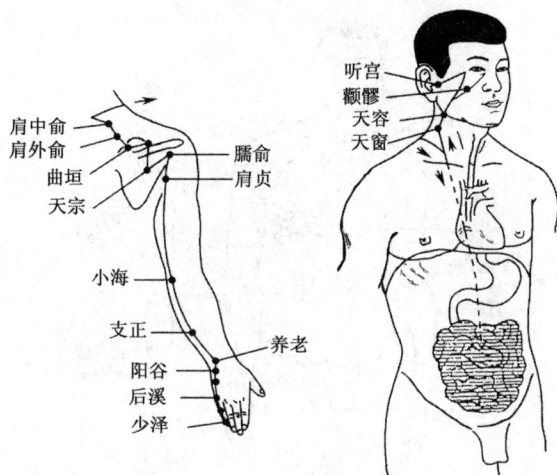

图 3-8　手太阳小肠经

7. 足太阳膀胱经　从头走足，在足小趾端与肾经交接（图 3-9）。

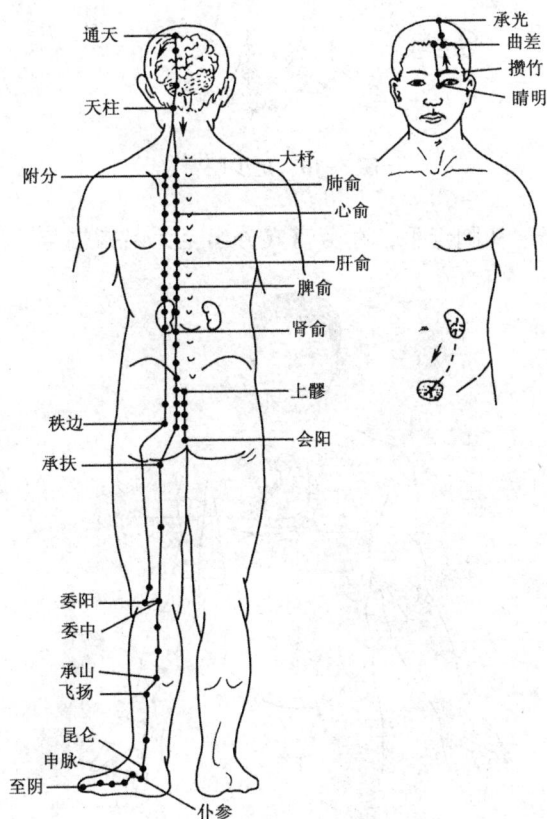

图 3-9　足太阳膀胱经

8. 足少阴肾经 从足走胸，在胸中与心包经相接（图 3-10）。

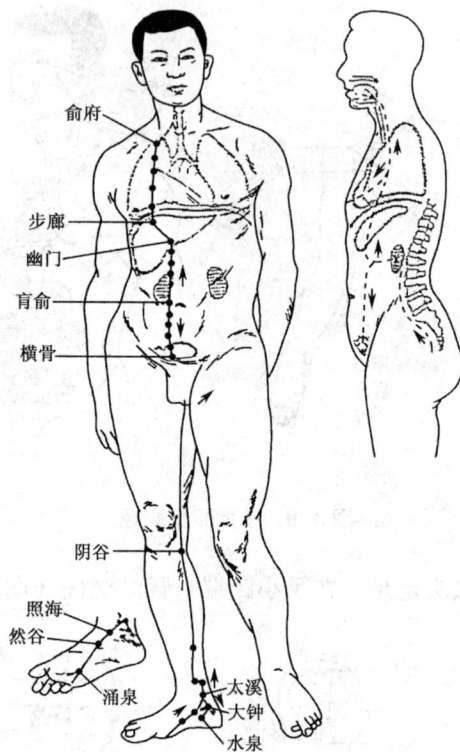

图 3-10　足少阴肾经

9. 手厥阴心包经 从胸走手，在劳宫穴分出至无名指端与三焦经交接（图 3-11）。

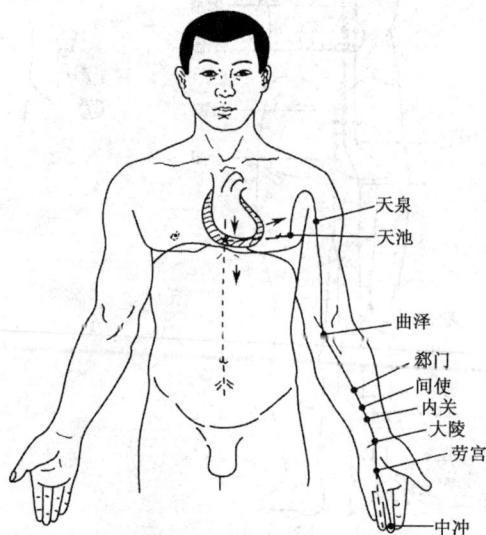

图 3-11　手厥阴心包经

10. 手少阳三焦经　从手走头，在目外眦与胆经交接（图 3-12）。

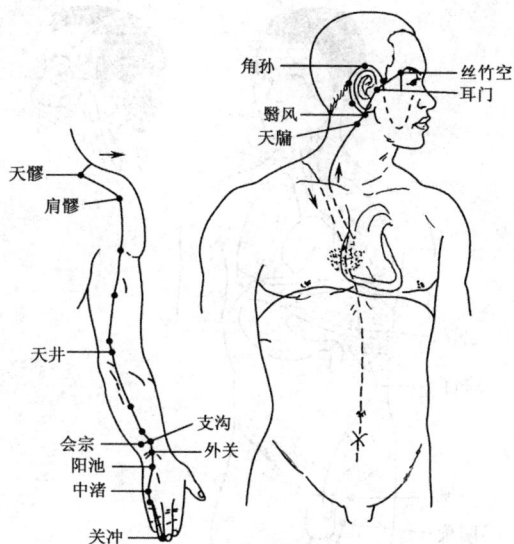

图 3-12　手少阳三焦经

11. 足少阳胆经　从头走足，在足临泣分出至足大趾与肝经交接（图 3-13）。

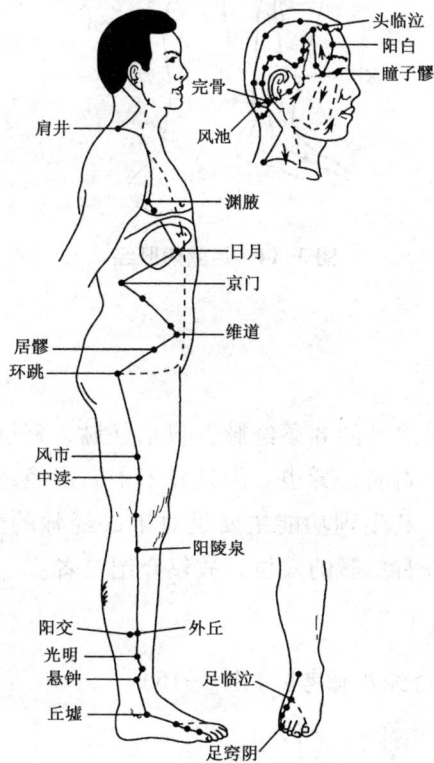

图 3-13　足少阳胆经

12. 足厥阴肝经　从足走胸，在肺中与肺经交接（图3-14）。

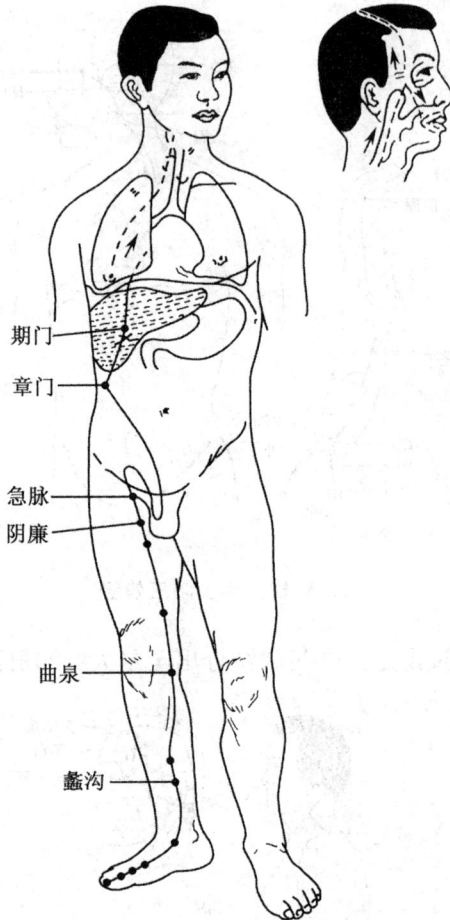

图 3-14　足厥阴肝经

期门

章门

急脉

阴廉

曲泉

蠡沟

二、奇经八脉简介

奇经八脉是指十二经脉之外的 8 条经脉，包括任脉、督脉、冲脉、带脉、阴跷脉、阳跷脉、阴维脉、阳维脉。奇者，异也。因其异于十二正经，故称"奇经"。它们既不直属脏腑，又无表里配合。其生理功能主要是对十二经脉的气血运行起着溢蓄、调节作用。因艾灸时取穴常用任督二脉的穴位，故仅介绍二者。

（一）督脉

1. 督脉循行　参考《奇经八脉考》（图3-15）。

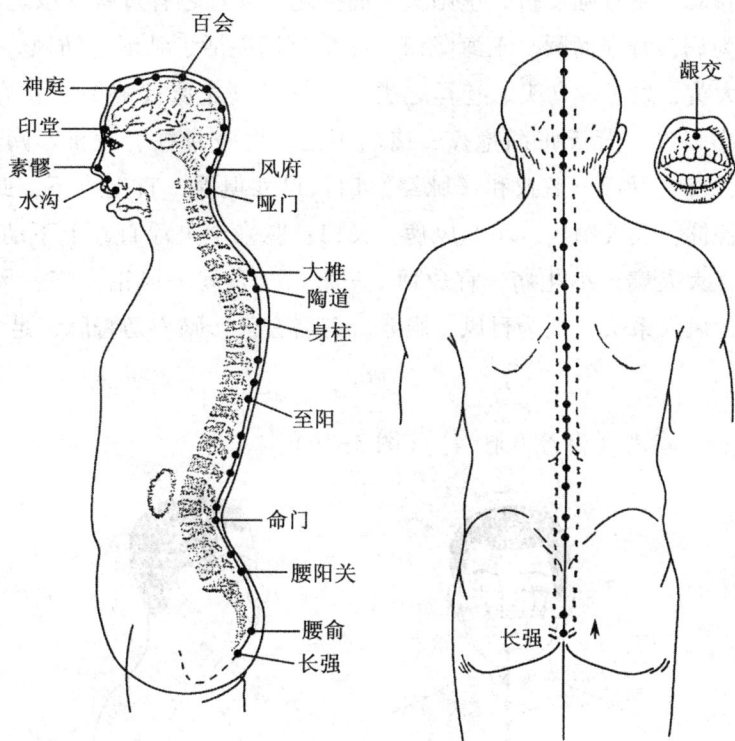

图 3-15　督脉

2. 督脉交会穴特点　龈交——任脉会；水沟——手足阳明会；神庭——足阳明、太阳会；百会、脑户——阳维会；大椎——三阳会；陶道——足太阳会；风门、会阳——足太阳会；长强——足少阳会；会阴——任、冲会。

3. 生理功能

（1）调节阳经气血，为"阳脉之海"：督脉循身之背，背为阳，说明督脉对全身阳经脉气具有统率、督促的作用。另外，六条阳经都与督脉交会于大椎穴，督脉对阳经有调节作用，故有"总督一身阳经"之说。

（2）反映脑、肾及脊髓的功能：督脉属脑，络肾，肾生髓，脑为髓海。督脉与脑、肾、脊髓的关系十分密切。

（3）主生殖：督脉络肾，与肾气相通，肾主生殖，故督脉与生殖功能有关。

4. 督脉为病　《素问·骨空论》云：督脉生疾，从少腹上冲心而痛，不得前后，为冲疝；女子为不孕、癃、痔、遗溺、嗌干。治在骨上（谓腰横骨上毛际中，曲骨穴也），甚者在脐下营（脐下一寸，阴交穴也）。王启玄曰：此乃任、冲二脉之病，不知何以属之督脉。李濒湖曰：督脉虽行于背，而别络自长强走任脉者，则少腹直上贯脐，中贯心，入喉、上颐、环唇而入于目之内眦，故显此诸证，启玄盖未深考尔。《素问·

骨空论》曰：督脉实则脊强反折，虚则头重高摇之，挟骨之有过者，取之所别也。《难经》曰：督脉为病，脊强而厥。王海藏曰：此病宜用羌活、独活、防风、荆芥、细辛、藁本、黄连、大黄、附子、乌头、苍耳之类。张仲景《金匮要略》云：脊强者，五痉之总名。其证卒口噤，背反张而瘛疭，诸药不已，可灸身柱、大椎、陶道穴。又曰：痉家，脉而弦，直上下行。王叔和《脉经》曰：尺寸俱浮，直上直下，此为督脉，腰背强痛，不得俯仰，大人癫病，小儿风痫。又曰：脉来中央浮直，上下动者，督脉也。动苦腰背膝寒，大人癫，小儿痫，宜灸顶上三壮。《素问·风论》曰：风气循风府而上，则为脑风，风入系头，则为目风、眼寒。王启玄云：脑户乃督脉，足太阳之会也。

（二）任脉

1. 任脉循行　参考《奇经八脉考》（图 3-16）。

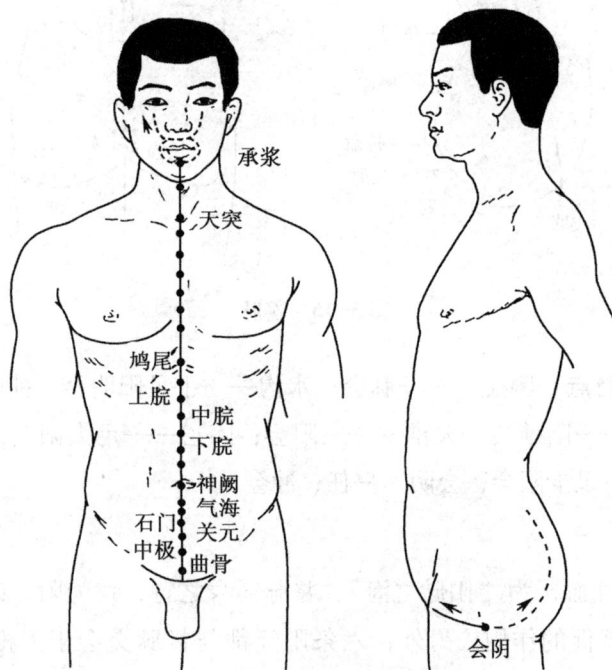

图 3-16　任脉

2. 任脉交会穴特点　承浆——与足阳明会；廉泉、天突——阴维会；上脘、中脘——足阳明、手太阳会；下脘——足太阳会；阴交——冲脉会；关元、中极——足三阴会；曲骨——足厥阴会；会阴——督脉、冲脉会。

3. 生理功能

（1）调节阴经气血，为"阴脉之海"：任脉循行于腹部正中，腹为阴，说明任脉对一身阴经脉气具有总揽、总任的作用。另外，足三阴经在小腹与任脉相交，手三阴经借足三阴经与任脉相通，因此任脉对阴经气血有调节作用，故有"总任诸阴"之说。

（2）调节月经，妊养胎儿：任脉起于胞中，具有调节月经，促进女子生殖功能的作用，故有"任主胞胎"之说。

4. 任脉为病 《素问·骨空论》曰：任脉为病，男子内结七疝，女子带下瘕聚。《素问·上古天真论》曰：女子二七而天癸至，任脉通，太冲脉盛，月事以时下；七七任脉虚，太冲脉衰，天癸竭，地道不通，故形坏而无子。《奇经八脉考》曰：上气有音者，治其缺盆中，谓天突穴也（阴维、任脉之会），刺一寸，灸三壮。《脉经》曰：寸口脉来，紧细实长至关者，任脉也。动苦少腹绕脐下，引横骨阴中切痛，取关元治之。又曰：横寸口边，脉丸丸者，任脉也，苦腹中有气如指上抢心，不得俛仰拘急。

三、皮部简介

十二经脉功能活动反映于体表的部位，是经络之气散布的区域，即全身体表皮肤按十二经脉分布划分的十二个部位。因此皮部是经络功能活动反映于体表的部位，也是皮肤-络脉-经脉-脏腑各层次的最外部位。

（一）皮部的分区

经脉呈线状分布，络脉呈网状分布，皮部则是面的划分。经脉、经别、络脉、经筋，大体上都是分手足三阴三阳，在体表的皮肤也是按经络来区分。手足同名经脉皮部按"上下同法"合而为六经，各有皮部专名：太阳为关枢，少阳为枢持、阳明为害蜚，太阴为关蛰，少阴为枢儒，厥阴为害肩（表3-1，图3-17）。

表3-1 皮部名称

六经	太阳	阳明	少阳	太阴	少阴	厥阴
皮部名	关枢	害蜚	枢持	关蛰	枢儒	害肩

（二）皮部的临床意义

皮部理论的实际应用相当广泛，主要包括对临床诊断辨证和艾灸在内的各种外治法的指导。《伤寒论》六经辨证的首创和《温热论》卫、气、营、血辨证体系的建立，都与皮部理论分不开。利用皮部理论进行诊断辨证不限于察络脉观颜色，还有望皮肤、视形态、查感觉和测电阻等内容。作为针灸临床随时都要涉及的腧穴定位及其各种刺激性治疗操作，也都离不开皮部。特别是各种灸法、挑刺、拔罐、药物穴位贴敷，以及古代刺法中的半刺、毛刺、络刺、扬刺、直针刺、浮刺，近代兴起的耳针、头针、各种皮肤针等，与皮部的关系更为密切。可见，皮部理论在针灸疗法中具有特殊重要意义。

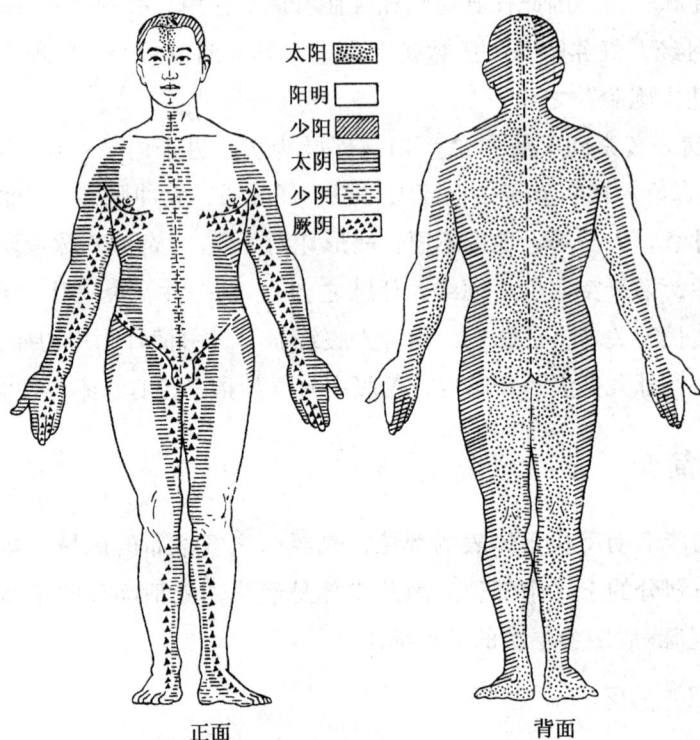

太阳 ▦
阳明 ▢
少阳 ▨
太阴 ☰
少阴 ▦
厥阴 ▴

正面　　　　　　背面

图 3-17　皮部

第二节　腧穴概论

腧穴是人体脏腑经络之气输注于体表的部位。

一、腧穴的分类

1. 经穴　是指归属于十二经脉和任脉、督脉的腧穴，称十四经穴，简称经穴。其特点：有具体的穴名；有固定的位置；有明确的针灸主治证；分布在十四经循行路线上。传统的针刺、拔罐、艾灸等疗法取经穴本穴治疗本经脉及其相应脏腑的病证。

2. 奇穴　有具体的穴名，又有明确的位置，但尚未归入十四经穴系统的腧穴，统称"经外奇穴"，简称"奇穴"。其最大的特点就是有特殊疗效，但作用相对单一。

3. 阿是穴　既无具体名称，亦无固定位置，而是以压痛点或其他反应点作为针灸施术部位的腧穴，即"以痛为输"。其在灸法的治疗上常作为热敏点被选用。

二、腧穴的主治作用

1. 近治作用　是所有腧穴主治作用中具有的共同特点。凡是腧穴均能治疗该穴所在部位及邻近组织、器官的疾病。

2. 远治作用　是十四经腧穴主治作用的基本规律。在十四经腧穴中，尤其是十二经脉在四肢肘膝关节以下的腧穴，不仅能治疗局部病证，而且能治疗本经循行所涉及的远隔部位的组织、器官、脏腑的病证，甚至具有治疗全身疾患的作用。

3. 特殊作用　大量的临床实践已经证明，针刺某些腧穴，对机体的不同状态可起着双向的良性调整作用。例如泄泻时，针刺天枢能止泻；便秘时，针刺天枢又能通便。此外，腧穴的治疗作用还具有相对的特异性，如大椎退热、至阴矫正胎位等，均是其特殊的治疗作用。

三、特定穴

特定穴是十四经穴中具有特殊治疗作用，并以特定称号概括的腧穴，或称类穴。特定穴主治规律强，应用范围广，在临床应用中具有重要意义，主要包括五输穴、下合穴、原穴、络穴、郄穴、俞募穴、交会穴、八会穴、八脉交会穴等。本书使用较多的是腰背部俞穴和胸腹部募穴，故其他特定穴不做详细介绍。

（一）募穴

1. 募穴简介　募字的结构是上莫下力，"力"指"人力""生力"，"莫"指"黄昏"。二者组合表示太阳即将下山，人们结束农活，聚集在打谷场上闲聊的时候，招收人员。在人体意味着此穴具有将脏腑之气收集联合起来的作用，所以募穴就是脏腑之气输注于胸腹部的腧穴（表3-2，图3-18）。

表3-2　募穴

脏腑	募穴	脏腑	募穴
肺	中府	心包	膻中
肝	期门	心	巨阙
胆	日月	胃	中脘
脾	章门	三焦	石门
肾	京门	小肠	关元
大肠	天枢	膀胱	中极

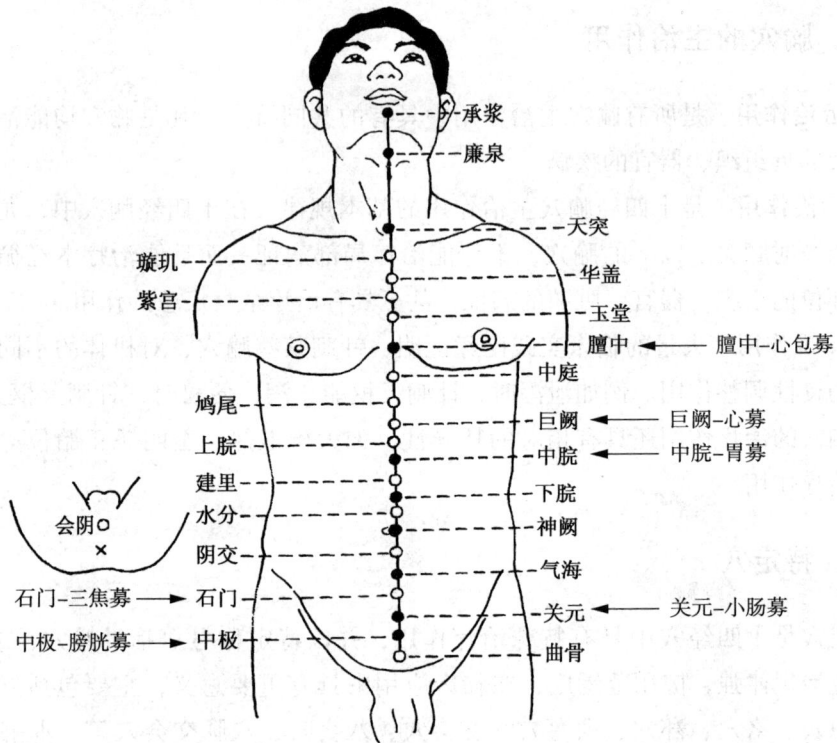

前面

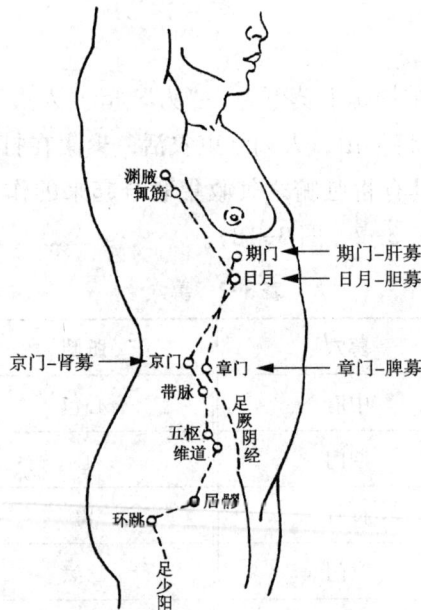

侧面

图 3-18 募穴

2. 募穴定位及主治 募穴接近脏腑，不论病生于内，抑或邪犯于外，均可在相应募穴上出现异常反应，如压痛、酸胀、过敏等。早在《太平圣惠方》中已有记载，如："天枢隐隐而痛者，大肠疽也；上肉微起者，大肠痈也。期门隐隐而痛者，肝疽也，上肉微起者，肝痈也。"募穴在临床上多用于腑病，《素问·阴阳应象大论》有"阳病治阴"，说明募穴对六腑病证有着特殊的疗效，如胃病取中脘、胆病取日月、大肠病取天枢、膀胱病取中极等。

（1）中府（肺募）

【定位】胸前壁外上方，前正中线旁开6寸，平第1肋间隙处。

【主治】咳嗽，气喘，肺胀满，胸痛，肩背痛。

（2）天枢（大肠募）

【定位】脐旁2寸。

【主治】腹胀肠鸣，绕脐痛，便秘，泄泻，痢疾，月经不调，癥瘕。

（3）中脘（胃募）

【定位】在上腹部，前正中线上，当脐上4寸。

【主治】胃痛，腹胀，呕吐，翻胃，吞酸，黄疸，癫狂。

【配伍】配百会治失眠、脏躁、胃下垂；配膻中治哮喘；配肝俞、胆俞、脾俞、胃俞治疗胃肠疾病；配气海、关元治亚健康。

【附注】八会穴之一，腑会中脘。任脉与手太阳、少阳、足阳明经交会穴。

（4）章门（脾募）

【定位】在侧腹部，当第11肋游离端的下方。

【主治】腹胀，泄泻，胁痛，痞块。

【配伍】配脾俞、胃俞治荨麻疹、组胺过敏症；配天枢、脾俞、中脘治肝脾不和之腹胀、痞块、胁痛、泄泻、消瘦；配肾俞、肝俞、水道、气海治肝硬化腹水、肾炎。

【附注】八会穴之一，脏会章门。肝经与胆经交会穴。

（5）巨阙（心募）

【定位】在上腹部，前正中线上，当脐上6寸。

【主治】胸痛，心痛，心烦，惊悸，呕吐，吞酸，癫痫狂。

【配伍】配中脘、关元治呃逆；配膻中、心俞治疗心脏病、肺系疾病。

（6）关元（小肠募）

【定位】在下腹部，前正中线上，当脐下3寸。

【主治】遗尿，小便不利，疝气，遗精，阳痿，月经不调，崩漏带下，阴挺，不孕。

【配伍】配气海、肾俞（重灸）、神阙（隔盐灸）急救中风脱证；配脾俞、大肠俞治虚劳里急、腹痛；配中极、阴交治月经不调；配中极、肾俞、次髎、命门治男子不育症、阳痿、遗精、早泄、尿频、尿闭、遗尿；配肾俞治泄痢不止、五更泄。

【附注】任脉与足三阴经交会穴。本穴有强壮作用，为保健要穴。

（7）中极（膀胱募）

【定位】在下腹部，前正中线上，当脐下 4 寸。

【主治】小便不利，遗溺不禁，阳痿，遗精，疝气，月经不调，带下，崩漏，阴挺。

【配伍】配肾俞、阴交、次髎治阳痿、早泄、遗精、白浊、月经不调、痛经崩漏、产后恶露不止、胞衣不下、阴挺等症（肾气虚型）；配气海、肾俞、百会治遗溺不止；配关元、百会治疝气偏坠；配水分、三焦俞、气海、肾俞治水肿。

【附注】任脉与足三阴经交会穴。

（8）京门（肾募）

【定位】在侧腰部，章门穴后 1.8 寸，当第 12 肋游离端的下方。

【主治】肠鸣，泄泻，腹胀，腰胁痛，小便不利。

【配伍】配行间治腰痛不可久立仰俯；配身柱、筋缩、命门治脊强脊痛。

（9）膻中（心包募）

【定位】在胸部，当前正中线上，平第 4 肋间隙，两乳头连线的中点。

【主治】咳嗽，气喘，胸痛，心悸，产妇少乳，噎膈，呕吐。

【配伍】配曲池、合谷治急性乳腺炎；配巨阙、厥阴俞、心俞治冠心病急性心肌梗死、心悸、心烦、心痛；配中脘、气海治呕吐反胃；配天突治哮喘；配肺俞治咳嗽痰喘。

【附注】八会穴之一，气会

（10）石门（三焦募）

【定位】在下腹部，前正中线上，当脐下 2 寸。

【主治】腹胀，腹痛，绕脐疼痛，泄利，疝气，水肿，小便不利，带下，崩漏。

（11）日月（胆募）

【定位】乳头直下，平第 7 肋间隙。

【主治】黄疸，呕吐，吞酸，呃逆，胁痛。

（12）石门（肝募）

【定位】在胸部，当乳头直下，平第 6 肋间隙，前正中线旁开 4 寸。

【主治】胸胁胀满疼痛，呕吐，呃逆，吞酸，腹胀，泄泻，饥不欲食，胸中热，咳喘，奔豚，疟疾，伤寒热人血室。

【配伍】配肝俞、中脘、太冲治胆囊炎、胆结石，以及肝气郁结之胁痛、食少、乳少、胃痛、呕吐、呃逆、食不化、泄泻等。

（二）背俞穴

1. 背俞穴简介　背俞穴是十二脏腑之气输注于腰背部的穴位，是五脏六腑之精气输注于体表的部位，也是调节脏腑功能、振奋人体正气的重要穴位（图 3-19）。

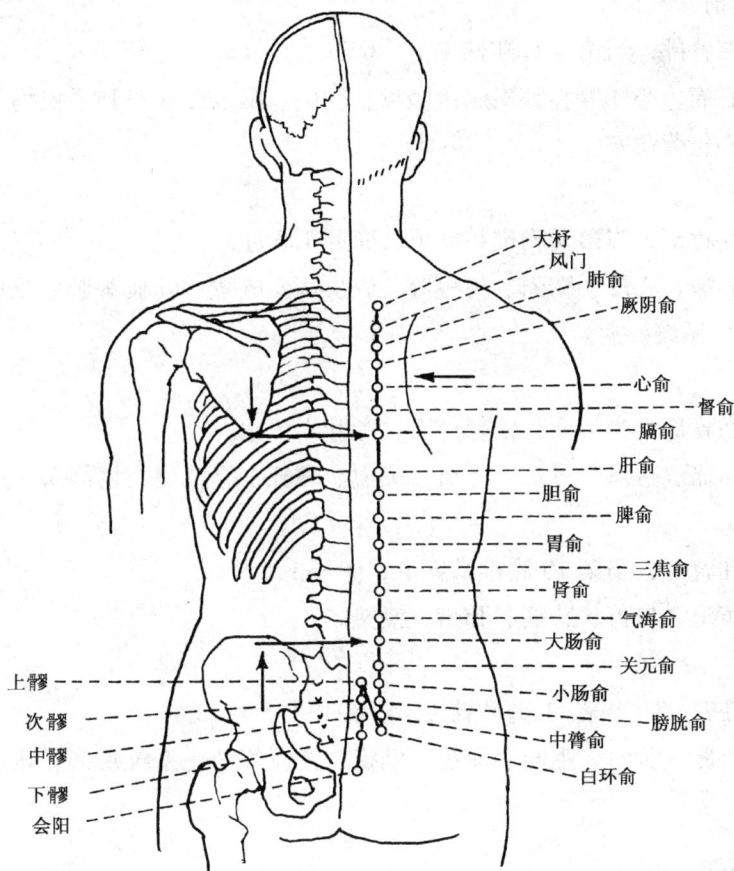

图 3-19 背俞穴

滑伯仁《难经本义》说："阳经络，气相互贯，脏腑腹背，气相通应。"《灵枢·卫气》曰："请言气街……气在胸者，止之膺与背俞。气在腹者，止之背俞……"按气街理论，十二经脉之气到达胸腹头面后，均通过气街而向前后扩布，说明背部腧穴与脏腑之间的这种横向联系，实际上是通过气街实现的。同时，足太阳膀胱经为"诸阳之属"，督脉为"阳脉之海"，"以其督领经脉之海"，背俞穴居于督脉两旁，两者经气相互交会，为脏腑之气输注出入之处。

2. 背俞穴定位 背俞穴位于足太阳膀胱经第一侧线上，大体依脏腑位置而上下排列，左右各 12 穴，即肺俞、厥阴俞、心俞、肝俞、胆俞、脾俞、胃俞、三焦俞、肾俞、大肠俞、小肠俞、膀胱俞。

（1）肺俞

【定位】在背部，当第 3 胸椎棘突下，旁开 1.5 寸。

【主治】肺系疾病和毛发脱落、痘疹疮癣等皮肤病。

（2）厥阴俞

【定位】在背部，当第4胸椎棘突下，旁开1.5寸。

【主治】心痛、心悸等心脏疾病；咳嗽，胸闷、咽喉肿痛等肺系疾病。

【附注】心包背俞穴。

（3）心俞

【定位】在背部，当第5胸椎棘突下，旁开1.5寸。

【主治】心痛、心悸、胸闷、气短等心脏疾病；咳嗽、吐血等肺系疾病；失眠、健忘、癫痫等神经系统疾病。

（4）肝俞

【定位】在背部，当第9胸椎棘突下，旁开1.5寸。

【主治】胁痛、黄疸、目疾、吐血、衄血、癫狂、脊背痛、情绪病、皮肤病。

（5）胆俞

【定位】在背部，当第10胸椎棘突下，旁开1.5寸。

【主治】黄疸、口苦、胁痛、肺痨、潮热。

（6）脾俞

【定位】在背部，当第11胸椎棘突下，旁开1.5寸。

【主治】腹胀、黄疸、呕吐、泄泻、痢疾、便血等消化系统疾病；水肿、糖尿病等代谢疾病。

（7）胃俞

【定位】在背部，当第12胸椎棘突下，旁开1.5寸。

【主治】胃脘痛、呕吐、腹胀、肠鸣等消化系统疾病，常与脾俞、中脘配伍。

（8）三焦俞

【定位】在腰部，当第1腰椎棘突下，旁开1.5寸。

【主治】水肿、小便不利等代谢疾病；腹胀、肠鸣、泄泻、痢疾等胃肠疾病。

（9）肾俞

【定位】在腰部，当第2腰椎棘突下，旁开1.5寸。

【主治】遗尿、小便不利、水肿等代谢疾病。遗精、阳痿、月经不调、白带等生殖系统疾病；耳聋、耳鸣、咳嗽、气喘、中风偏瘫、腰痛、骨病等肾气不足证。

（10）大肠俞

【定位】在腰部，当第4腰椎棘突下，旁开1.5寸。

【主治】腹胀、泄泻、便秘、痔疮出血等消化系统疾病；腰痛、荨麻疹。

（11）小肠俞

【定位】在骶部，当骶正中嵴旁开1.5寸，平第1骶后孔。

【主治】腰骶痛、膝关节痛、小腹胀痛、小便不利、遗精，白带。

（12）膀胱俞

【定位】在骶部，当骶正中嵴旁开1.5寸，平第2骶后孔。

【主治】小便不利、遗尿、腰脊强痛、腿痛、泄泻、便秘。

3. 背俞穴临床主治规律

（1）主治相应脏腑疾病。背俞穴为五脏六腑之气输注出入的部位，均与本脏腑密切相关，同时相表里的经脉相互络属，脏腑气血相互沟通。故《灵枢·五邪》曰："邪在肺……取之膺中外腧，背三节五脏之傍。"《素问·水热穴论》说："五脏俞傍五，此十者，以泻五脏之热也。"《素问·刺热》曰："热病气穴，三椎下间，主胸中热。"《针灸甲乙经》曰："胸中有热，支满不嗜食，汗不出，腰脊痛，肺俞主之。"《玉龙歌》称："肾弱腰痛不可当，施为行止甚非常，若知肾俞二穴处，艾火须加体自康。"古典针灸医籍及临床实践证明，背俞穴可治疗同名脏腑及相表里脏腑的疾患，通过调节脏腑也可达到调节整体的目的。

（2）主治相应脏腑的五官九窍、皮肉筋骨疾病。由于脏腑背俞穴可治疗相应脏腑疾患，而五官九窍、皮肉筋骨又由脏腑气血所濡养，故脏腑背俞穴也可主治与脏腑相关的五官九窍、皮肉筋骨病证。如肝开窍于目，肝俞可用于治疗目疾，肝藏血，肝俞又可用于治疗血虚诸证，如《玉龙歌》曰："肝家血少目昏花，宜补肝俞力便加……"肝主筋，肝俞又可治筋脉挛急，《针灸甲乙经》则曰："痉，筋痛息互引，肝俞主之。"

（3）治疗肩、背、腰部的局部病证，如风寒湿痹等。这是腧穴的近治作用所决定的。背俞穴临床配方除辨证取穴外，主要有俞原配穴、俞募配穴两种配穴方法。背俞穴为脏腑经气背部出入之处，募穴为脏腑经气汇聚于胸腹部之处。《素问·奇病论》曰："胆虚气上溢，而口为之苦，治之以胆募俞。"《难经》曰："五脏募皆在阴，而俞皆在阳者，何谓也？然阴病行阳，阳病行阴，故令募在阴，俞在阳。"俞募配穴即前后配穴，脏腑之气由阴行阳、由阳行阴，起到阴阳平衡的作用，广泛用于临床脏腑病证治。原穴是脏腑原气输注经过留止的部位，主治所属脏腑疾患的主要腧穴。《灵枢·九针十二原》曰："五脏有疾也，当取之十二原。"《针灸甲乙经》曰："脾胀者，脾俞主之，亦取太白。"此即远近上下配穴。俞原配穴对于脏腑虚证、寒证疗效较好。

第三节　取穴方法

穴位是关乎艾灸效果的第一要素，穴位选择是否精当，直接关系着艾灸的治疗效果。

一、取穴原则

传统灸疗处方中，腧穴的选取以脏腑经络学说为指导，以循经取穴为主，并根据不同证候选取不同的腧穴。取穴原则主要包括近部取穴、远部取穴和随证取穴。一般直观灸以背俞穴和募穴为主，采用直径为 6cm 的艾绒，燃烧后的艾绒作用的腧穴远不止于一点，而是一个区域，故而将区域取穴纳入其中。

（一）近部取穴

近部取穴是指选取病痛所在部位或邻近部位的腧穴进行治疗。这一取穴原则是根据腧穴普遍具有近治作用的特点提出来的。其应用非常广泛，但凡症状在体表部位反映较为明显和较为局限的病证，均可按近部取穴原则选取腧穴，予以治疗。

例如，鼻病取迎香，口病取颊车、地仓，胃病取中脘、梁门等，皆属于近部取穴。近部取穴具有改善病灶处血管和淋巴管功能的效果。用艾灸给局部升温，能疏导患病处的血液循环和淋巴循环，增强局部的抗病能力，加速新陈代谢，促进渗出物的吸收，有助于减轻水肿和消退炎症。

（二）远部取穴

远部取穴是指选取距离病痛较远处部位的腧穴进行治疗。这一取穴原则是根据腧穴具有远治作用的特点提出来的。人体中的许多腧穴，尤其是四肢肘、膝关节以下的经穴，不仅能治疗局部病证，还可以治疗本经循行所及的远隔部位的病证。

远部取穴在临床上的运用非常广泛。具体取穴时，既可取所病脏腑经脉的本经腧穴，也可取表里经或其他相关经脉上的腧穴。例如，胃脘疼痛属于胃的病证，可选取足阳明胃经的足三里，同时可选足太阴脾经的公孙（表里经），必要时还可加取内关（其他相关经脉上的腧穴）。

（三）随症取穴

随症取穴亦名对症取穴，是指针对某些全身症状或疾病的病因病机而选取腧穴进行治疗。这一取穴原则是根据中医理论和腧穴主治功能而提出的。

近部取穴和远部取穴适用于病痛部位明显或局限者，但临床上有许多疾病往往难以明确其病变部位及病因，如失眠、自汗、盗汗、虚脱、抽搐、昏迷，对于此类病证，可以按照随症取穴的原则选取适当的腧穴。例如，失眠多梦可选取神门、大陵，盗汗可选取阴郄、后溪，虚脱可选取气海、关元，昏迷可选取素髎、水沟，等等。

（四）区域取穴

区域取穴是指选取某一区域的穴位进行治疗。因为穴位在人体表面比较集中，而相近的穴位有的主治功能也相同或相似，所以可以通过某一区域大面积的艾灸进行治疗。而且，一方面现代医疗资源紧张，去医院做传统艾灸会占用大量的人力和时间，另一方面患者也没有足够的耐心学习理论知识，从而导致许多患者不能准确选取穴位。因此，现代艾灸医家总结经验，发明区域艾灸取穴法，使原本需要比较精准取穴的"艾灸点"成为易于理解、方便操作的"艾灸区"。这样患者如果自行艾灸，也可以较准备地取穴。区域取穴是临床中最常用的一种取穴方法。

区域取穴中的区域，均是穴位较为集中的部位，因其位置相邻、功能主治相似而归为同一区域。针对这些穴位同时施灸，还可以起到协同增效的作用。在临床施灸过程中，只需要使用面积较大的艾灸器具，如大直径艾灸条或立式艾灸仪，将艾灸点对准区域内，就可以进行治疗。由原来的"艾灸点"成为大面积的"艾灸区"，艾灸源火力更旺，温热面积更大，红外辐射力更强，因此作用力更强，疗效更好。区域取穴临床常用的有以下几种。

1. 百会区　主要包括百会和四神聪，可以升阳益气，降逆平潜，总督一身之阳。

2. 印堂区　主要包括印堂、攒竹和鼻根；常用于治疗鼻部、眼部疾病以及镇静安神。

3. 膻中区　主要包括膻中、中庭和玉堂；用于宽胸理气，主治胸部肺、心、乳以及胸腔内诸疾。

4. 巨阙区　主要包括巨阙、鸠尾、幽门、上脘；用于上焦、中焦交界附近各种疾病，如心脏、胃上、心下、膈中的不适。

5. 中脘区　主要包括中脘、建里、梁门、承满；主要用于治疗中焦消化系统疾病，为健运脾胃、消食化痰的首选区域。

6. 神阙区　主要包括神阙、天枢、肓俞、水分、阴交；主要用于治疗胃肠疾病。

7. 关元区　主要包括关元、气海、石门、四满；主要用于治疗下焦虚损、元气不足的虚损性疾病。

8. 中极区　主要包括中极、归来、大赫、曲骨；主要用于治疗下焦生殖系统、泌尿系统的疾病。

9. 大椎区　主要包括大椎、颈百劳、大杼、定喘和陶道；主要用于治疗外感和皮肤疾病。临床上多配合刺络放血。

10. 肺俞区　主要包括肺俞、风门、身柱和膏肓；主要用于治疗肺系疾病、皮肤病和增强免疫力。婴幼儿常用此区域做保健，可促进其成长。

11. 心俞区　主要包括心俞、厥阴俞、神堂及督俞，主要用于治疗心系疾病、失眠健忘等神经系统疾病。

12. 至阳区　主要包括至阳、膈俞和胰俞；主要作用是泄利中焦湿热、宽胸理气、活血通脉，常用来配合脾胃俞区治疗胃肠不适、糖尿病；配合心俞区或膻中区治疗心胸不适。

13. 肝胆俞区 主要包括肝俞、胆俞、筋缩和中枢；主要用于治疗肝胆系统疾病、情志疾病和皮肤病。

14. 脾胃俞区 主要包括脾俞、胃俞、脊中、胃仓和痞根；主要用于治疗胃肠不适。

15. 大肠区 主要包括气海俞、关元俞和大肠俞；主要用于治疗腹泻、便秘、痢疾。

16. 命门区 主要包括命门、肾俞、三焦俞；主要用于治疗腰膝酸软、四肢逆冷、阳痿早泄、水肿等症。

17. 八髎区 主要包括上髎、次髎、中髎和下髎；主要用于治疗尾骶部疼痛及妇科疾病。

18. 膀胱俞区 主要包括膀胱俞、胞肓、白环俞和秩边；主要用于治疗坐骨神经痛、臀部疼痛及泌尿系统疾病。

除此之外，临床还用到天突区、云门中府区、委中区、肩井区、肩周区、曲池区、膝盖区、足三里区、耳周区、心前区、乳腺区、上星区等选穴区域。这类选穴顾名思义，以局部命名，大多以治疗该区域局部周边的疾病为主。值得一提的是枕下三角区，其主要包括风池、风府、天柱、完骨。如果在该区域进行艾灸，难免辐射到禁灸穴——哑门，因为哑门穴解剖深部为延髓和脊髓，受热易造成不可逆损伤，自行操作时需谨慎。以上着重介绍的 18 个区域为直观灸常用又相对安全的区域。

二、配穴方法

配穴方法是在取穴原则的基础上，选取与主治的相同或相近、具有协同作用的腧穴，加以配伍应用的方法。配穴是取穴原则的具体应用，配穴是否得当，直接影响治疗效果。因此，历代医家非常重视配穴，并总结出多种行之有效的方法，主要包括本经配穴法、表里经配穴法、同名经配穴法、上下配穴法、前后配穴法和左右配穴法等。

配穴时要处理好主次关系，坚持少而精的原则，突出主要腧穴的作用，适当配伍次要腧穴。

1. 本经配穴法 某一脏腑、经脉发生病变但未涉及其他脏腑时，即选取该病变经脉上的腧穴，配成处方进行治疗。例如，肺病咳嗽，可取肺募中府，同时远取本经之尺泽、太渊。

2. 表里经配穴法 以脏腑、经脉的阴阳表里配合关系为依据，即当某一脏腑经脉有病时，取其表里经腧穴组成处方施治。以原络配穴法（原络配穴法是指以取主病经的原穴为主，配以表里经的络穴为辅的方法）为代表，但不局限于此。例如，肝病可取足厥阴肝经的太冲配与其相表里的足少阳胆经的阳陵泉。

3. 同名经配穴法 是以同名经"同气相通"的理论为依据，与手足同名经腧穴相配的方法。例如，牙痛可取手阳明大肠经的合谷配足阳明胃经的内庭；头痛取手太阳小肠经的后溪配足太阳膀胱经的昆仑等。

4. 上下配穴法　是指将腰部以上或上肢腧穴与腰部以下或下肢腧穴配合应用的方法。上下配穴法在临床上应用广泛，如胃病取内关配足三里、牙痛取合谷配内庭、脱肛或子宫脱垂取百会配长强。此外，八脉交会穴相互配合，如内关配公孙、外关配临泣、后溪配申脉、列缺配照海等，也属于本法的具体应用。

5. 前后配穴法　前指胸腹，后指背腰。选取前后部位腧穴并配合应用的方法称为前后配穴法，亦名"腹背阴阳配穴法"。凡治脏腑疾患，均可采用此法。本书下篇所常用的俞募配穴法可归属此类。例如，胃痛前取中脘、梁门，后取胃俞、胃仓；哮喘前取天突、膻中，后取肺俞、定喘等。最常用的是俞募配穴法，也是临床疗效最好的配穴法。

6. 左右配穴法　是指选取肢体左右两侧腧穴并配合应用的方法。临床应用时，一般左右穴同时取用，如心病取双侧心俞、内关，胃痛取双侧胃俞、足三里等；另外，左右不同名腧穴也可同时并用，如左侧面瘫，取左侧颊车、地仓，配合右侧合谷等；左侧偏头痛，取左侧头维、曲鬓，配合右侧阳陵泉、侠溪等。

总之，在临床上只要掌握中医基础理论及腧穴的主治作用，适当地选择腧穴并合理地进行配伍，就能取得良好的疗效。

第四章　艾灸的临床应用

第一节　临床应用

艾灸的临床应用历史悠久，范围广泛，甚至有"艾灸治百病"的说法。艾灸治疗临床疾病，遍布内、外、妇、儿科，不拘年纪，不拘病种。不过传统的艾灸治疗并不是治疗方法中的"主力军"，只是作为其他疗法的辅助工具。本章节对传统的艾灸取穴方法做简单介绍。

一、内科病证

（一）肺系呼吸系统疾病

1. 感冒

【病证】感冒是感受触冒风邪而导致的常见外感疾病，病情轻者多为感受当令之气，称为伤风、冒风、冒寒；病情重者多为感受非时之邪，称为重伤风。在一个时期内广泛流行、证候相类似者，称为时行感冒。临床表现以鼻塞、流涕、喷嚏、咳嗽、头痛、恶寒、发热、全身不适、脉浮为其特征。

【治则】祛风解表。

【主穴】风池、大椎、合谷、太阳。

【配穴】恶寒重者加风门、肺俞；风热重者加曲池；鼻塞重者加迎香；咽喉疼者加少商。

【灸法】风寒用隔姜灸，其他用艾灸；每穴灸 10~20 分钟，每次选 3~4 穴，每日1 次。

2. 哮喘

【病证】哮病是一种反复发作性的痰鸣气喘疾患。发时喉中有哮鸣声，呼吸气促困难，甚者不能平卧。病因有外邪侵袭、饮食不当、体虚病后 3 种。病机病理因素以痰为主。总属邪实正虚。发时邪实，平时正虚。

【治则】宣肺理气，化痰定喘。

【主穴】肺俞、定喘、膻中。

【配穴】寒哮者加风门、外关；热哮者加大椎、曲池；痰多者加中脘、丰隆；喘甚者加天突。

【灸法】热哮着肤灸，寒哮隔姜灸；每穴灸 10~25 分钟，每次选 2~3 穴，每日 1次，5 次为 1 个疗程。

3. 急性支气管炎

【病证】急性支气管炎是支气管的急性炎症，多数是由细菌或病毒感染引起的，起病较快，开始为干咳，以后为咳黏痰或脓性痰，常伴胸骨后闷胀或疼痛、发热、鼻塞流涕等。

【治则】疏散外邪，宣通肺气。

【主穴】肺俞、定喘、合谷。

【配穴】风寒者加风门、列缺；风热者加曲池、大椎；咽痛者加少商；气促者加膻中。

【灸法】着肤灸；每穴灸 10~25 分钟，每日 1 次。

4. 慢性支气管炎

【病证】每年持续 3 个月且连续两年以上出现咳嗽、咳痰或气喘等症状，常表现为咳嗽、咳痰、气短、动则益甚。

【治则】健脾温肾，理气化痰。

【主穴】肺俞、膻中、脾俞、太渊。

【配穴】肾虚者加志室；气虚者加足三里；表证重者加大椎、风门、列缺。

【灸法】着肤灸；每穴灸 10~25 分钟，每次选 3~5 穴，每日 1 次，10 日为 1 个疗程，疗程间隔 3 日。

（二）心脑血管循环系统疾病

1. 心绞痛

【病证】心绞痛是由于冠状动脉供血不足，导致心肌急剧的、暂时的缺血与缺氧所引起的临床综合征，常表现为胸骨后或心前区压榨样或紧缩样疼痛，呈阵发性发作，可向左肩及左臂内侧放射。

【治则】活血通络，行气止痛。

【主穴】心俞、内关、神门、巨阙、膻中。

【配穴】心脾两虚者加脾俞、足三里；烦热者加劳宫；浮肿者加水分、中极；多汗者加膏肓。

【灸法】温和灸；每穴灸 10~20 分钟，每次选 2~3 穴，每日 1 次。

2. 高血压

【病证】高血压是以动脉血压升高，尤其是舒张压持续升高为特点的一种全身性、慢性血管性疾病。高血压的诊断标准为收缩压大于或等于 140mmHg，或舒张压大于或等于 90mmHg。

【治则】平肝潜阳，补肾益肝，祛痰化浊。

【主穴】足三里、曲池、百会、内关、风池。

【配穴】肝阳上亢者加肝俞、太冲、行间；痰湿壅盛者加内关、丰隆；晕甚、头痛者加行间、阳陵泉、太阳。

【灸法】温和灸；每穴灸 10~25 分钟，每次选 3~5 穴，每日 1 次，10 日为 1 个疗程。

3. 神经衰弱

【病证】神经衰弱是一种神经症性障碍，多表现为既易于兴奋又易于疲劳，常伴有经常不能获得正常睡眠，或入睡困难，或睡眠不深，严重者彻夜不眠。

【治则】疏肝解郁，养心安神。

【主穴】神门、心俞、内关、太溪、百会。

【配穴】肝气郁结者加太冲、行间；肾虚者加三阴交、命门；心脾两虚者加心俞、脾俞。

【灸法】温和灸；每穴灸 10~15 分钟，每次选 2~3 穴，每日 1 次，10 次为 1 个疗程。

4. 中风偏瘫

【病证】中风偏瘫是由脑溢血、脑血栓、脑栓塞、蛛网膜下腔出血等所引起的，以一侧肢体的运动功能障碍或有感觉丧失的病证，或伴有口角歪斜、流涎、吞咽困难、语言不利、大小便失禁等症状。

【治则】通经活络。

【主穴】上肢瘫痪：肩井、手三里、曲池、外关、合谷；下肢瘫痪：伏兔、阳陵泉、三阴交、足三里。

【配穴】语言不利者加廉泉；口眼歪斜者加地仓、下关。

【灸法】温和灸；每穴灸 10~25 分钟，每次选 3~5 穴，初病每日灸 1 次，恢复期或后遗症期隔日 1 次，15 次为 1 个疗程。

（三）胃肠消化系统疾病

1. 急性胃炎

【病证】急性胃炎是胃黏膜的急性炎症，主要表现为上腹不适、疼痛，继则恶心、呕吐、腹泻、嗳气、泛酸、食欲减退，严重者可有呕血、黑粪，甚至失水，以及中毒及休克等症状。

【治则】调整胃肠气机。

【主穴】天枢、内关、上巨虚、下巨虚。

【配穴】风寒者加合谷、大椎；伤食者加梁门；湿热者加阴陵泉、大椎。

【灸法】着肤灸；每穴灸 10~20 分钟，每次选 4 穴，每日 1~2 次，1~3 日为 1 个疗程。

2. 慢性胃炎

【病证】慢性胃炎是指不同病因引起的慢性胃黏膜炎性病变或萎缩性病变，主要表现为食欲减退、上腹部不适和隐痛、嗳气、泛酸、恶心、呕吐等。

【治则】疏肝理气，活血暖胃，养阴止痛。

【主穴】中脘、胃俞、足三里、上腹部阿是穴。

【配穴】脾胃虚弱者加脾俞；肝气或肝火犯胃者加行间；血瘀胃络者加膈俞。

【灸法】着肤灸；每穴灸 10~25 分钟，每次选 3~5 穴，每日 1 次，10 日为 1 个疗程。

3. 消化性溃疡

【病证】消化性溃疡是指胃或十二指肠的黏膜受到损伤；多表现为剑突下疼痛，胃溃疡多为餐后上腹正中疼痛，十二指肠溃疡多为空腹上腹偏右疼痛。

【治则】行气解郁，补脾温中，和胃止痛。

【主穴】中脘、梁门、足三里、胃俞。

【配穴】肝气郁结者加太冲；肝郁化火者加行间；寒邪犯胃者加合谷；瘀血阻滞者加膈俞、内关；脾胃虚寒者加脾俞；便溏者加天枢。

【灸法】着肤灸；每穴灸 15~25 分钟，每次选 3~5 穴，每日 1 次，7 日为 1 个疗程。

4. 便秘

【病证】便秘是指大便次数减少和（或）粪便干燥难解，一般 2 日以上无排便；表现为大便秘结不通，粪质干燥、坚硬，排便艰涩难下。

【治则】调理肠胃，行滞通便。

【主穴】天枢、大横、大肠俞、支沟、丰隆。

【配穴】热秘者加合谷、内庭；气秘者加太冲、中脘；气虚者加脾俞、气海；血虚者加足三里、三阴交；阳虚者加神阙、关元。

【灸法】着肤灸；每穴灸 15~20 分钟，每次选 3 穴，每日 1 次。

5. 慢性结肠炎

【病证】慢性结肠炎是指由已知原因或未知原因造成的以炎性改变及功能紊乱为主

的结肠疾病，以腹泻为主症。

【治则】清利湿热，温肾补脾抑肝。

【主穴】中脘、天枢、气海、上巨虚、阿是穴。

【配穴】湿热下注者加阴陵泉、曲池；肝旺脾虚者加太冲；脾胃虚弱者加脾俞。

【灸法】着肤灸；每穴灸 15~25 分钟，每次选 3~5 穴，每日 1 次，10 日为 1 个疗程。

二、外科病证

（一）关节病变疾病

1. 颈椎病

【病证】颈椎病是指颈椎骨关节病变（如增生性颈椎炎、颈椎间盘脱出等）压迫神经根、脊髓或血管，而出现的相应的临床症状。

【治则】温经散寒，疏经活络。

【主穴】天柱、大椎、阿是穴、合谷、外关、后溪、肩髃。

【配穴】颈夹脊、天宗；上肢麻痛者加手三里、曲池、腕骨。

【灸法】着肤灸；每穴灸 15~25 分钟，每次选 3~5 穴，每日 1~2 次。

2. 坐骨神经痛

【病证】坐骨神经痛多见于椎管内病变及椎间盘、脊椎病变，或盆腔及骨盆疾患。

【治则】舒经活络。

【主穴】腰夹脊、环跳、秩边。

【配穴】腰痛者加肾俞、关元俞；臀部痛者加次髎；大腿后侧痛者加承扶、殷门；膝以下痛者加足三里、阳陵泉、承山、悬钟、昆仑。

【灸法】温和灸；每穴灸 10~25 分钟，每次患侧选 5 穴，每日 1 次，6 日为 1 个疗程。

3. 腰椎间盘突出症

【病证】腰椎间盘突出症是指腰椎间盘髓核从纤维环的破裂处突出，压迫脊神经根，而引起的以坐骨神经痛为主的临床综合征。

【治则】舒经活络。

【主穴】阿是穴（腰部压痛点）、腰夹脊、殷门、承山。

【配穴】后溪、足三里、昆仑。

【灸法】温和灸；每穴灸 10~25 分钟，每日 1 次，6 日为 1 个疗程。

（二）劳损扭伤病证

1. 扭挫伤

【病证】扭挫伤是指任何关节由于旋转牵拉或肌肉猛烈而不协调的收缩，突然发生超出生理范围的活动时，引起关节周围的关节囊、韧带、肌腱、肌肉过度牵拉而造成的部分或全部的撕裂或移位。

【治则】行气活血，消肿止痛。

【主穴】阿是穴、足三里、血海、三阴交、合谷。

【配穴】腕关节扭伤者加外关、阳溪、阳池、阳谷；踝关节扭伤者加昆仑、解溪、太溪、申脉、照海、悬钟。

【灸法】受伤 24 小时后灸治为宜。隔姜灸；每穴灸 15 分钟，每次选 5 穴，每日 1 次，3 日为 1 个疗程。

2. 腰肌劳损

【病证】腰肌劳损是指由积累性劳损、创伤及腰椎平衡失调等原因引起的腰部肌肉、筋膜、韧带等软组织慢性纤维化、瘢痕化、钙化、硬化，使腰肌容易疲劳且易出现疼痛。

【治则】通经活络。

【主穴】肾俞、志室、大肠俞、阿是穴。

【配穴】湿胜者加阴陵泉、三阴交；肾虚者加命门、关元、太溪。

【灸法】着肤灸；每穴灸 10~25 分钟，每次选 4 穴，每日 1 次，6 日为 1 个疗程。

（三）炎症性疾病

1. 肩周炎

【病证】肩周炎是肩关节关节囊和关节周围软组织的一种退行性、炎症性疾病。

【治则】温经散寒，通络止痛。

【主穴】肩髎、肩髃、阿是穴。

【配穴】肩胛痛者加肩贞、天宗；上臂痛者加曲池、臂臑。

【灸法】着肤灸或隔姜灸；每穴灸 15~45 分钟，每日 1~2 次，10 日为 1 个疗程，每个疗程间隔 3 日。

2. 风湿性关节炎

【病证】风湿性关节炎是一种与溶血性链球菌感染有关的变态反应性疾病。其特点是以侵犯四肢大关节为主，在关节局部出现红、肿、热、痛或功能障碍等症状，发病者以儿童及青年居多数。

【治则】祛风除湿，温经散寒，通经活络。

【主穴】阿是穴及患病关节局部穴位（膝关节炎取膝眼、鹤顶）、曲池、足三里、血海、肝俞。

【配穴】行痹者加风池；着痹者加阴陵泉；热痹者加大椎。

【灸法】寒湿者隔姜灸，每穴灸 10～25 分钟；温和灸或回旋灸，每穴灸 10～25 分钟；10 日为 1 个疗程。

3. 类风湿关节炎

【病证】类风湿关节炎是一种常见的以关节慢性炎症为主要表现的全身性疾病。其多侵犯小关节，如手、足及腕关节等，常为对称性，呈慢性经过，可有暂时性缓解，由于多系统受损害，血清中可查到自身抗体。

【治则】通经活络，清热除湿，散寒止痛。

【主穴】病患关节局部穴位、阿是穴、曲池、足三里、八风、八邪。

【配穴】湿重者加阴陵泉；发热者加大椎。

【灸法】寒湿者隔姜灸，每穴灸 10～25 分钟；温和灸，每穴灸 10～25 分钟；10 日为 1 个疗程。

4. 血栓闭塞性脉管炎（脉管炎）

【病证】血栓闭塞性脉管炎是一种发生于四肢小动脉，多见于下肢血管的疾病。其症状多为间歇性跛行，小腿肌肉发生痉挛性疼痛，止步休息或站立数分钟后疼痛消失，如继续行走则疼痛又复出现。

【治则】温经散寒，活血利湿。

【主穴】早期：足三里、阴陵泉、解溪、行间；中期：昆仑、解溪、陷谷、太溪、八风；后期：地机、阴陵泉、血海、三阴交、申脉、昆仑、陷谷、照海、涌泉。

【配穴】肢冷麻木者加足临泣；纳差者加中脘；足背脉搏动消失者加太渊、内关、足三里。

【灸法】温和灸每穴灸 10～25 分钟，每次选 5 穴，每日 1 次，10 日为 1 个疗程。

（四）肛肠疾病——痔疮

【病证】痔疮是由各种原因引起的直肠肛门部位黏膜下及基层的静脉回流障碍、淤积、曲张所致的单个或数个静脉结节。

【治则】活血化瘀，通络止痛。

【主穴】长强、上巨虚、承山、血海。

【配穴】便秘者加天枢、大肠俞；肿痛者加飞扬、秩边；血瘀者加白环俞、足三里；气血虚者加百会、神阙、脾俞；湿热者加阴陵泉。

【灸法】着肤灸；每穴灸 10～25 分钟，每日 1 次。

三、妇科病证

（一）乳腺疾病

1. 乳腺增生

【病证】乳腺增生是一种以乳腺细胞导管的上皮细胞和结缔组织增生为基本病理变化，既非炎症又非肿瘤的一类病的总称。

【治则】疏肝健脾，活血化痰散结。

【主穴】阿是穴、乳根、阳陵泉、膻中。

【配穴】痰气凝结者加丰隆、足三里；肝郁气滞者加太冲、膈俞。

【灸法】着肤灸；每穴灸15～30分钟，每日1次，10日为1个疗程，连续治疗2个疗程后休息5～7日。

2. 乳腺炎

【病证】乳腺炎是女性的常见病，根据病因的不同可以分为急性化脓性乳腺炎、乳晕旁瘘管、浆细胞性乳腺炎等，在此以最常见的急性化脓性乳腺炎做陈述。急性化脓性乳腺炎常发生于哺乳期，尤其常发生于初产妇产哺乳期的后1～2个月，故又称急性哺乳期或产褥期化脓性乳腺炎，中医称为"乳痈"。

【治则】活血行气，疏通经络。

【主穴】肩井、少泽、膻中、乳根。

【配穴】肝气郁结者加期门、太冲、内关；胃热蕴结者加足三里、温溜、上巨虚；热毒壅滞者加大椎、曲池、天宗；恶寒发热者加大椎、合谷；肿块触痛者加阿是穴。

【灸法】温和灸；每穴灸5～15分钟，每日1次，3日为1个疗程。

（二）生殖系统疾病

1. 痛经

【病证】痛经是妇科的常见病，以行经或月经来潮时发生小腹疼痛，甚至连及腰腿为主要症状，有时伴头昏、头痛或恶心、呕吐，严重者可加面色苍白、冷汗淋漓，甚至痛剧昏倒的危急现象。

【治则】调经止痛。

【主穴】三阴交、关元、中极、合谷。

【配穴】气滞血瘀者加膻中、太冲；寒湿凝滞者加地仓；虚证者加足三里、肾俞、太溪。

【灸法】着肤灸；每穴灸15～30分钟，每日1次，经前3日开始治疗。

2. 带下病

【病证】带下病是指妇女阴道内所排出的分泌液，在量明显增多，或色、质、气味发生异常的同时，并伴有局部不适感或全身不适感的症状。

【治则】健脾利湿，补肾止带。

【主穴】气海、三阴交、带脉。

【配穴】脾虚者加中脘、足三里；肾虚者加太溪；湿热者加阴陵泉。

【灸法】温和灸；每穴灸 10 分钟，每次选 3~4 穴，每日 1 次，5 日为 1 个疗程。

3. 慢性盆腔炎

【病证】慢性盆腔炎是指女性内生殖器及其周围结缔组织、盆腔腹膜的慢性炎症；常为急性盆腔炎未彻底治疗，在患者体质较差的情况下，急性盆腔炎的病程可迁延及反复发作，造成慢性盆腔炎；但是亦可无急性盆腔炎病史过程，如沙眼衣原体感染所致输卵管炎。慢性盆腔炎病情较顽固，可导致月经紊乱、白带增多、腰腹疼痛及不孕等。

【治则】清热利湿，活血化瘀。

【主穴】关元、子宫、三阴交、足三里、归来、肾俞、关元俞。

【配穴】湿热者加阴陵泉；瘀血寒湿者加地机。

【灸法】着肤灸；每穴灸 15~25 分钟，每次选 3~5 穴，每日 1 次，10 日为 1 个疗程，每个疗程间休息 2 日。

4. 子宫肌瘤

【病证】子宫肌瘤是女性生殖器官中最常见的良性肿瘤，常表现为月经周期缩短、经期延长、经量增多等，小腹部触诊可发现包块。

【治则】活血通络止痛。

【主穴】阿是穴、气海、关元、子宫。

【配穴】气滞者加太冲；血瘀者加血海、三阴交；痰湿者加丰隆；气虚者加足三里。

【灸法】着肤灸；每穴灸 15~30 分钟，每日 1 次，10 日为 1 个疗程。

5. 不孕症

【病证】不孕症是指育龄期妇女，夫妻同居 2 年以上，男方生殖功能正常，无避孕而不怀孕；或曾有过妊娠，又间隔 2 年以上，未避孕而不再受孕。

【治则】培补肾气，化痰祛瘀。

【主穴】关元、气海、三阴交、足三里。

【配穴】肾虚者加肾俞、太溪；肝郁者加太冲、内关；痰湿者加丰隆、阴陵泉；血瘀者加血海。

【灸法】着肤灸或隔姜灸；每穴灸 10~25 分钟，每日 2 次，10 日为 1 个疗程。

（三）更年期病证——更年期综合征

【病证】更年期综合征是指妇女在"七七"（49 岁）月经终止生理变化时期，由于更年期精神心理、神经内分泌和代谢变化，所引起的各器官系统的症状和体征综合征。本病多表现为月经周期的改变，精神神经症状，雌激素缺乏导致血管舒缩症状如烘热汗出、眩晕、心悸等。

【治则】调理冲任，平衡阴阳。

【主穴】肾俞、三阴交、中极、足三里、悬钟、子宫。

【配穴】肝肾阴虚者加太溪、志室、太冲、肝俞；心肾不交者加太溪、劳宫、心俞；脾肾阳虚者加关元、命门、脾俞；血瘀者加血海。

【灸法】温和灸；每穴灸 15~25 分钟，每次选 3~5 穴，每日 1 次，10 日为 1 个疗程。

第二节　保健灸

在传统医学与现代科学不断进步的今天，疾病医学逐渐向健康医学转变，中医治未病理论受到广泛重视。保健灸法历史悠久，古人称之为逆灸。所谓逆，高武在《针灸聚英》中解释曰："无病而先针灸曰逆。逆，未至而迎之也。"逆是指在身体健康无病、尚未出现病证之前或疾病发展轻浅之时，预先采用艾灸的方法，激发经络之气，增强机体的抗病与应变能力，预防疾病、延年益寿的方法。艾具有火力缓和，透达力强等优势，为灸法中最好的材料。足三里、关元、气海、膏肓等穴位，是古代医家在长期临床实践过程中总结出的保健要穴，在抗病防衰方面所具有的独特优势，已被现代临床及实验研究所证实。保健灸法，操作简单，易于推广，只有正确掌握施灸方法及施灸量，才能达到益寿延年的功效。

一、保健灸基础知识

（一）保健灸法的历史沿革

保健灸法是灸法中的重要内容，该方法不仅可以无病强身，益寿延年，而且还有预防疾病的功效，在灸治学中占有非常重要的地位。战国时代就有"丘所谓无病而自灸也"的记载。《灵枢·经脉》亦载"灸则强食生肉"，指灸法可以增强食欲，强壮身体。

养生学家孙思邈非常重视未病的治疗，提倡"上工治未病之病""神工则深究萌芽"，推崇使用保健灸法预防传染类疾病，为灸法在唐代广泛流传起到巨大的推动作用。《千金要方》中载："凡入吴蜀地游宦，体上常须三两处灸之，勿令疮暂瘥，则瘴疟、温疟之气不能着人也。"后世脍炙人口的"若要安，三里莫要干"的保健灸法，就是在这个基础上发展起来的。保健灸法同样适用于儿童，《诸病源候论·小儿杂病诸候》中有"河洛间土地多寒，儿喜病痉，其俗，生儿三日，喜逆灸以防之，又灸颊以防噤"的记载。宋代医家窦材，依托扁鹊之名，著《扁鹊心书》，推崇"保命之法，灼艾第一"，书中记载了许多养生保健的方法与实例，提倡"人无病时常灸关元、气海、命门、中脘，虽未得长生，亦可保百余年寿""灸关元穴以固性命"。金元时代医家罗天益主张用灸法温补中焦"生发元气""滋荣百脉"。清代咸丰时期吴亦鼎所著的《神灸经纶》，是历史上具有较大影响的灸疗著作。该书认为施灸通过温暖经络、宣通气血，使逆者得顺，滞者得行，消阴翳通十二经，入三阴，理气血，以治百病，效如反掌。与《神灸经纶》同年代的医书《灸法心传》强调"真气壮则人强，真气虚则人病，真气脱则人死，益气者，阳所生也，保命之法，当以灼艾第一"。保健灸法在国外尤其是日本得到较好的传播和发展。550年，灸法由朝鲜传入日本，在日本民间，"勿与不灸三里者同行""人人必灸风门穴"等谚语几乎人人耳熟能详，甚至盛行家长采用灸法来体罚有过错的孩子，可谓一举两得。第二次世界大战期间灸法在日本得到更为广泛的应用，1935年掀起的全民灸三里的健康运动，使日本在短时间内有效抑制了肺结核的蔓延。现代灸法在保健中发挥了极大的作用，灸法防治各类病证已经超过200种，遍布于人体各个系统。

（二）保健灸法的材料

灸法通常又称艾灸，艾绒是灸法的主要原料，艾属菊科多年生草本植物，我国各地均有生长，其性温热，气味芳香，且火力缓和易燃，透达力强，为灸法的最好材料。《名医别录》载："艾味苦，微温，无毒，主灸百病。"李时珍在《本草纲目》中对艾叶的功效给予了极高评价，"艾叶……生温熟热，纯阳也。可以取太阳真火，可以回垂绝元阳。服之则走三阴，而逐一切寒湿，转肃杀之气为融和；灸之则透诸经，而治百种病邪，起沉疴之人为康泰""艾，外用灸百病，壮元阳，通经脉，行气活血"。清代医家吴亦鼎在《神灸经纶》中曰："夫灸取于火，以火性热而至速，体柔而用刚，能消阴翳，走而不守，善入脏腑，取艾之辛香作炷，能通十二经入三阴理气血，以治百病，效如反掌。"作为施灸材料，艾叶有通经活络、祛除阴寒、消肿散结、回阳救逆等作用。

灸用艾叶，以陈艾为上品，《孟子·离娄》有"犹七年之病，求三年之艾也""艾之灸病陈久者益善"的说法。

现代药理研究证明，艾叶具有热力学作用，可以提高局部的气血流量。其包含几十种微量元素及挥发油，含有1,8-桉叶素（占50%以上）、α-侧柏酮、倍半萜烯醇及其酯。风干艾叶含矿物质10.13%、脂肪2.59%、蛋白质25.85%、维生素A、维生素

B_1、维生素 B_2、维生素 C 等，燃烧时其药物作用可以透达人体的深部。用甲醇提取艾及艾的燃烧生成物，发现其还具有清除自由基和过氧化脂质的作用，以艾的燃烧生成物作用更为明显。以上证实艾具有抗衰保健的作用。

除艾绒之外，具有活血化瘀、温通经脉的五灵脂，在保健灸中亦有一席之地，宋代医家王执中在《针灸资生经·第三·虚损》中有"旧传有人年老而颜如童子者，盖每岁以鼠粪灸脐中一壮故也"的记载。

（三）保健灸法的量化标准

保健灸法的疗效除与施灸所用材料、所取穴位密切相关外，灸量也是一个重要因素。灸量是指施灸时达到的温热程度，与艾炷的大小、壮数以及疗程密切相关。只有达到一定的灸量方可取得理想效果。古代医家历来十分重视灸量，黄帝曰："灸不三分，是谓徒哑。"窦材指出："世俗用灸，不过三五十壮，殊不知去小疾则愈，驻命根则难。"《医宗金鉴·刺灸心法要诀》亦言："凡灸诸病，必火足气到，始能求愈。"能否到达相应的灸量，是决定疗效的关键所在。古代衡量理想灸量的标准多以是否出现灸疮为度，所谓"凡着艾得灸疮""灸疮必发"。这种"灸师施艾炷，酷若猎火围"的施灸方法，不仅痛苦较大，而且留有瘢痕，在当今难以被更多的人接受。

随着物质生活的丰裕，人们的养生意识也与日俱增，"凡人便施"的保健灸法，更是备受推崇。灸量的确定随意性强，使得保健灸法的功效难以充分显现，甚至徒劳无益，直接制约了保健灸法的推广和应用。为此，开展灸量与疗效关系的研究，确定最佳灸量十分必要。目前从临床研究角度来说，具有指导意义的当属"以唇红为度"与"透灸法"。前者采用临床研究的方法，为传统针灸书籍中"以唇红为度"判明灸量的方法提供了客观依据；后者则是根据多年临床观察，总结出以施灸后受灸者的感觉和机体反应为标准确定最佳灸量的方法。这两种方法明显优于单纯以时间和壮数为指标确定灸量的方法，符合中医学的特点，亦被临床研究证实有科学基础，值得借鉴。

保健灸法历史悠久，疗效独特，成本低廉，方法简单，适合推广，然而当务之急是借助当代科技，寻求其保健功效方面的内在本质，并根据不同人群，制定出有指导性的处方、灸量，积极宣传、大力推广，使更多的人掌握这一方法，以期到达"皆度百岁，而动作不衰"的养生标准，真正实现 WHO 提出的从疾病医学向健康医学转化的目标。

二、保健灸相关穴位

（一）神阙灸温中固元

《医学入门》说："用艾熏脐防病，凡一年四季各熏一次，元气坚固，百病不生。"《类经图翼》言："若灸至三五百壮，不惟愈疾，亦且延年。"神阙也称"脐中"。肚脐是胎儿在母体中生长发育时为其提供营养的唯一通路，维持着胎儿的生命活动，为先天之结蒂，生命之根本，元神之阙庭。神阙在全身穴位中结构特殊，是婴儿出生时断脐愈合的瘢痕。它虽是脐带脱落之后的一个根蒂组织，但与十二经脉、五脏六腑、四肢百骸、皮毛骨肉有着极其密切的生理与病理的关联性。神阙为温运阳气的要穴，善温脾胃之阳，中焦虚寒之人最宜灸神阙，能增强机体免疫功能，提高抗病能力，在预防感冒、中风、胃肠病等方面也有明显作用。老年人多阳气不足、真元虚惫，灸之具有温补真元、防病、治病、抗衰老、保健和延年益寿之功效。神阙灸可增强体质，新生儿出生后隔面窝灸 3 炷可预防腹泻。凡灸过的婴幼儿不仅很少发生腹泻，而且体质健壮，很少感冒，胃肠功能亦强，故《诸病源候论》说："生儿三月，喜逆灸以防之。"中焦虚寒之久泻久痢、腹中虚冷、腹痛肠鸣，可用隔盐灸，每日 1 次，连灸 3周。痛经妇女可用艾条灸神阙穴，能温经散寒、行血止痛。感遇寒湿所致的腰痛，神阙隔姜灸能使腰部出现温热感，疼痛渐消，行走自如。寒性关节疼痛虽酷暑季节仍有怕风吹者，灸神阙穴可不药而愈。现代研究表明，脐为腹壁最晚闭合之处，皮层最薄，皮下无脂肪组织，布有丰富的神经、血管，同时因脐周平坦、中心凹陷的结构特点，具有良好的吸收能力和感传功能。

（二）关元灸扶气助阳

《扁鹊心经》曰："每夏秋之交，即灼关元千壮，久久不畏寒暑，人至三十，可三年一灸脐下三百壮；五十，可二年一灸脐下三百壮；六十，可一年一灸脐下三百壮，令人长生不老。"《类经图翼》说："一年辛苦唯三百，灸取关元功力多。"关元古称"丹田"，系男子藏精、女子蓄血之处，十二经之根，生气之源，五脏六腑之本，人体元阳元阴交关出入之所，且为小肠募穴，可以源源不断地吸收后天营养以充实机体，为人体强壮保健的重要穴。南宋时期窦材认为保命之法有三，"灼艾第一，丹药第二，附子第三"，倡导重灸关元扶气助阳以保命无虞。历代文献皆载关元主治"诸虚百损，虚劳羸瘦"，常灸关元可益真元、养肾气、理气和血、益气固脱、升阳举陷、温经散寒，以治脱证、虚劳羸瘦、遗精、阳痿等。《针灸资生经》言："脏腑虚乏，下元虚惫等疾，宜灸丹田。"关元是任脉与足三阴经交会穴，位于小腹邻近胞宫，施灸能促进新陈代谢，增强血液循环，调整内分泌和生殖功能，防治妇科杂症。

关元灸为老年人保健灸要法，老年人阳气虚衰，真元不足，宜多灸关元。冬季畏寒之人，隔附子饼灸多次，不但畏寒症状消失，且至次年冬季其效果仍在。关元灸的最佳时机为夏秋之交而是冬春，因冬主收藏，春主升发，冬春两季若无特殊原因不可灸关元，灸多反会宣泄精气。关元为真阳所居化生精气之处，灸关元能使清阳上升，浊阴下降，元阳温暖。凡真阳虚衰、脏腑虚惫的疾患，如命门火衰之泄泻、中焦虚寒之腹痛、心阳亏虚之失眠、肾阳虚之嗜睡，每日早晚灸关元，连灸 1 个月，可使诸症悉除。灸关元可除积冷，治男子病气、梦遗淋浊，女子瘕聚、经产带下，诸虚百损。

患慢性盆腔炎的妇女，白带增多，大艾灶隔姜灸 3~5 壮，连灸 10~15 天，即可取效。元气虚弱不能固摄所致的子宫脱垂，灸关元可益气固摄而升提胞宫。《扁鹊心书》曰："若四肢厥冷，六脉微细者，其阳欲脱也，急艾灸关元三百壮。"休克属阳气欲脱危证，阴阳离决之时当以回阳为急务，关元有回阳固脱的特殊功效，用大艾灶多灸，不拘壮数，施灸时间宜长，可使阳气渐复，转危为安。现代研究表明，关元抗休克作用主要是施灸后心肌收缩性增强，进而使每搏输出血量增加，对收缩压有显著的提升作用，使周围血液循环得以改善，并对休克后神经和血流动力学紊乱有调节作用，增强克服氧运输障碍的能力，防止缺氧的不断加重和延缓休克的发展，能使呼吸转为平稳，四肢厥冷逐渐转温，汗出减少，尿量增加。

（三）气海灸培补元气

《针灸资生经》说："气海者，元气之海也，人以元气为本，元气不伤，虽疾不害，一伤元气，无疾而死矣。宜频灸此穴，以壮元阳，若必待疾作而后灸，恐失之晚也。"气海系生气之海，元气之所汇，而为全身保健名穴。据《旧唐书》载昔柳公度年八十余，步履轻便，人问其养生之术时云："吾初无术，但未尝以元气佐喜怒，气海常温耳。"气海穴大补元气，总调下焦气机，古人强调保养元气，常无疾而灸。人体脏腑功能低下的病证，灸气海可益脏真、补元气、升阳固脱、回阳益阴，以改善真气不足所产生的病理证候。气海灸常用于胃肠虚弱病证，对泌尿、生殖系统疾患也有显效。气海、关元同居下腹，为保健姊妹穴位。气海为补元气之要穴，具有鼓动、培补元气之功效，多用于元气不足证；关元为补阳气之要穴，具有振奋元阳、温补元阳之功效，多用于真阳不足证。气海灸对体虚气弱、元阳不足者尤为适宜，以冬春之交为宜。冬春之交天地俱生，万物以荣，灸气海可助春季升发之气，固真元，逐陈阴，合脏气藏生之机。"春灸气海，秋灸关元"，如此顺应天时而养生，而有调养阴阳、引气归原、回阳救绝续命之功。《金针梅花诗抄》说："气海脐下一寸五，百损诸虚无不主，一切气疾久不瘦，阴盛阳虚功效著。"久病之后脾气虚弱、乏力、肢肿、脐下冷痛者，艾条温和灸气海穴收效明显，但以艾灸补虚应坚持较长时间的治疗，每次施灸不能少于 30 分钟，每个疗程也不能少于 1 个月，每天施灸 1 次，必要时可连续灸治 2~3 个月。胃肠虚弱之人灸气海可调和气机，使脾气得升，胃气得降，气行和畅，而胃脘胀满不舒、呕逆不止，或嗳气连声，或反胃呕恶等症皆除。中气下陷不能升提之胃下垂，气海灸有补中益气之功。元气虚弱失于固摄之子宫脱垂，气海灸有益气固摄之效。产后失血过多引起的血晕，艾条灸气海 30~60 分钟，收效明显。脏气虚惫及中风脱证，取大艾灶灸气海，并配灸神阙、重灸关元，可益气固脱、回阳救逆。

（四）中脘灸暖胃散寒

《针灸歌》言："霍乱吐泻精神脱，艾灸中脘人当活。"《肘后歌》言："伤寒腹痛虫寻食，吐蛔乌梅可难攻，十日九日必定死，中脘回还胃气通。"中脘别称"胃脘"，穴下内应胃腑，是胃之经气聚集的募穴，六腑之会穴。中脘在上脘、下脘之间，三脘之中其穴为要，而为胃肠疾病常用穴。中脘自古以来被列为"回阳九针穴"之一，艾灸中脘开发脾胃之阳气，有利于提高脾胃功能，促进消化吸收，增强人体抵抗力。

中脘灸治因寒而致的胃腑冷痛、腹痛下利，常用隔姜灸法散寒止痛。因情志刺激诱发的胃神经官能症，以泛酸、嗳气、烧心、饱胀、恶心呕吐为主症，伴有阵发性或持续性剧烈胃痛，隔姜灸中脘至皮肤呈紫红色，灸后症状立即减轻或消失。灸中脘能使胃蠕动增强，幽门开放，肠动力增强，脾胃虚弱体质之人可用艾条温和灸法，1日1次，以调理胃腑，畅通气机，加强脾胃运化功能。脾胃功能失常的疾病，如食欲不振、胃脘胀痛、呕吐呃逆、嗳腐吞酸，中脘灸有较好疗效。中脘温阳益气，暖胃散寒，可用于治疗阴气隔阻、阳气衰微之严重虚寒证。如寒邪直中脏腑所致的腹部冷痛，下利完谷、蜷卧肢冷、舌黑滑润、脉沉细等危重证候，急灸中脘以温中暖腹、除邪散寒、通调胃气，而发挥回阳救逆之功效。

（五）足三里灸万能养生

足三里为足阳明胃经之合穴，其性属土经土穴，"合治内腑"，凡六腑之病皆可用之。"胃者五脏六腑之海也"，所以，胃为水谷之海，能包容五谷。胃和脾相表里，均为仓廪之官。胃的主要职责是受纳、运化水谷，输布精气、津液于全身。足三里为胃经之主要穴位，有理脾胃、调气血、主消化、补虚弱之功效。灸足三里能调整消化系统使之功能旺盛，吸收营养，对全身各系统都有强壮作用。金元四大医学家之一的李东垣特别注重脾胃，认为脾为后天之本，是生化的源泉，是生命的根本。灸足三里有温中散寒、健运脾阳、补中益气、宣通气机、导气下行、强壮全身的作用。

1. 养生保健　足三里灸能增强体力，解除疲劳，强壮神经，预防衰老，对结核病、伤风感冒、高血压、低血压、动脉硬化、冠心病、心绞痛、风心病、肺心病、脑溢血及其他病症都有防治作用。三里之灸能却病延年，所以古人称三里灸为长寿灸。

2. 防治肠胃病　足三里是胃经的穴位，主消化系统，有"肚腹收于三里"之说。对于腹部疾病，如胃肠虚弱、功能低下、食欲不振、羸瘦、腹膜炎、肠雷鸣、腹泻、便秘、消化吸收不良、肝脏疾患、胃痉挛、急慢性胃炎、口腔及消化道溃疡、急慢性肠炎、胰腺炎、腹水、肠梗阻、痢疾、胃下垂等，灸足三里相当有效。但胃酸过多、空腹时烧心者，不宜灸足三里，灸其邻近处阳陵泉有良效。

3. 健步作用　足三里灸能加强下肢体力，防治四肢肿满、倦怠、股膝酸痛、软弱无力诸症，对胫腓骨神经痛、坐骨神经痛、小儿麻痹、脚气、末梢神经炎等均有防治作用。

4. 补益肾气　足三里灸对耳鸣、眩晕、腰痛、尿频、遗尿、小便不通、遗精、阳痿、早泄、哮喘等有效。

5. 防治疑难杂症 头痛、失眠、贫血、神经衰弱、乳痛、气臌、半身不遂等均可灸足三里。

6. 其他 各种慢性病，如眼疾、视力减退、鼻病、耳病、过敏性疾病都可取用此穴。

第三节 艾灸的近现代临床研究

灸法是我国传统医学的外治法之一，具有温散寒邪、温通经络、活血逐瘀、回阳固脱、消瘀散结以及防病保健的功效。宋代窦材在《扁鹊心书·住世之法》中就有"保命之法，灼艾第一，丹药第二，附子第三"之说。《医学入门》也说，"凡一年四季各要熏一次，元气坚固，百病不生""凡病药之不及，针之不到，必须灸之"。可见灸法在古代的医疗保健中发挥着重要作用。现代实验研究也表明：灸法可调整脏腑功能，促进人体新陈代谢，提高机体的免疫功能，从而防病治病。随着艾灸疗法临床范围的不断扩大，对其治病机理的探究也在进一步深入。

一、艾灸的作用机理及明火与无火的区别

（一）艾灸的作用机理

艾灸的施灸材料主要是艾叶制成的艾绒。关于艾叶的性能，《本草从新》记载："艾叶苦辛，生温，熟热，纯阳之性，能回垂绝之阳，通十二经，走三阴，理气血，逐寒湿，暖子宫……以之灸火，能透诸经而除百病。"这说明艾具有广泛的治疗作用，艾的药性可通过体表穴位渗透到体内起治疗作用；又可通过呼吸进入机体，醒脑安神，通经活络。在施灸材料方面，有研究认为艾的主要成分是精油，并对不同品质的艾的精油成分进行了比较分析。经从艾中提取出有机成分并加以鉴定，认为艾的有机成分是庚三十烷和儿茶酚胺系缩合型鞣酸。鞣酸在优质艾中含量甚少，在劣质艾中含量多，比较经过提取处理和未经提取处理的两种艾的燃烧温度—时间曲线的形成时，发现如没有庚三十烷，艾的燃烧将变得困难。除对成分方面的研究外，近年来，关于艾的燃烧生成物化学作用的研究方面亦有进展。在灸疗过程中，艾叶虽然进行了燃烧，但其药性犹存。如果将艾和艾的燃烧生成物分别用甲醇提取，发现提取物有清除自由基和过氧化脂质的作用，而且艾的燃烧生成物作用较强。研究表明，灸疗能引起施灸局部的皮肤中过氧化脂质显著减少，这并非由灸热引起，而是艾的燃烧生成物所致。艾的燃烧生成物可附着在皮肤上，通过灸热由损伤的皮肤处渗透进去，起到某种治疗作用。

（二）明火与无火的区别

1. 明火 艾灸治疗疾病时产生温热效应是取得疗效的关键。古代医家多用艾灸治

疗虚寒诸证，这些疗效与燃艾时产生的热辐射和光辐射是分不开的。灸疗实质是一种温热刺激的结果，通过刺激皮肤感受器，激发神经系统的功能。艾燃烧时产生一种十分有效并适宜于机体的红外线，这表明燃烧艾绒时的辐射能谱不仅具有热辐射——远红外辐射，而且还具有光辐射——近红外辐射，艾灸的能谱近红外辐射占主要成分。根据物理学原理，一般远红外线能直接作用于人体的较浅部位，靠传导而扩散热量；而近红外线较远红外线，波长短、能量强，穿透机体的深度可达到10mm左右，是远红外辐射的10倍，可直接渗透到深层组织，并通过毛细血管网传到更广泛的部位，而为人体所吸收。专家研究认为，艾灸时的红外线辐射，既可为机体细胞代谢活动、免疫功能提供必要的能量，也为能量缺乏的病态细胞提供活化能，并有利于生物大分子氢键偶极子产生受激共振，从而产生"得气感"；同时又可借助反馈调节机制，纠正病理状态下的能量信息代谢的紊乱，调控机体免疫功能。

2. 无火 相对于明火而言，无火主要是通过现代技术与对艾灸的相关研究制成的艾灸仪器。通过远红外辐射的热效应原理发明的现代仪器中，主要有 TDP（Thermol Design Power，散热设计功耗）治疗仪与远红外灸疗仪两种。仪器的原理是通过远红外线刺激皮肤以及相关部位的神经等组织，达到治疗以及保健的目的。

虽然远红外线灸疗仪具有类似艾灸温热的治疗作用，但是还无法完全模拟和替代传统艾灸过程中物理性能的变化以及由此产生的生物能量和信息的传输及转变。

二、艾灸对施灸部位的作用

通过临床相关研究实验结果证明：艾燃烧的最高温度每次施灸均表现不同，其变化与测定部位有关；皮下与基层内的温度变化与表皮不同，说明灸刺激不仅涉及浅层，也涉及深部。相关研究证明施灸可增加对 PPD［含有 HSPs（Heat shock Proteins，热休克蛋白）的纯蛋白衍生物］有特异反应的淋巴细胞，故认为在施灸部位产生的 HSPs 作为免疫原激活了免疫系统。

近年来，有人对灸法与局部穴位温度变化的关系进行了研究，对不同灸质、灸量、灸法等对皮温的影响作了概括介绍，提示根据穴位皮温的不同，对深部病证以微小灸为主；远部病证以传统艾灸为佳；局部病宜大炷少壮；远隔病证、脏腑病宜小炷多壮，等等。采用热敏电阻温度计与计算机联机实时处理的方法，以耐痛度定作施灸程度，对比观察了着肤灸、隔姜灸、悬灸、聚光灸及氦氖激光灸对人体穴位皮肤温度及前4种灸法对兔穴位皮肤、皮下与肌层温度的影响，除氦氖激光灸对穴位温度影响微弱外，其余灸法都明显改变了穴位自皮肤至肌层的温度，并各具规律与特征；提示灸法的穴位作用乃至疗效将随灸法引起的穴位温度变化规律而改变。灸法的穴位作用机理至今不甚明了。有研究表明，灸法与温觉及多觉型感受器关系密切，灸法的退热散热作用主要是通过多觉型感受器产生的。

三、艾灸的全身调节作用

（一）艾灸对机体免疫功能的调节

艾灸具有增强机体非特异性和特异性免疫功能的作用，通过调节体内失衡的免疫功能，发挥抗感染、抗自身免疫病、抗过敏反应、抗癌、止痛和抗衰老等功效，从而达到防病治病的目的。如隔药饼灸关元、足三里、大椎和肾俞，能明显提高机体自然杀伤细胞的活性，对免疫球蛋白和补体的影响呈良性调节作用。艾灸肾俞穴可使机体免疫应答的能力增强而提高免疫力。胸腺是重要的免疫器官，随着年龄的增长逐渐萎缩，机体的免疫功能也随之下降，而艾灸关元、大椎穴能延缓胸腺的萎缩程度，提高胸腺与体重的比值。隔药饼灸可提高老年人红细胞受体活性，增强红细胞清除免疫复合物的能力，并能拮抗血清中红细胞免疫黏附抑制因子，增强红细胞免疫功能。艾灸加皮植能显著提高低下的红细胞免疫黏附力，增强红细胞受体的活性，提高下丘脑 NE 含量。

（二）艾灸对神经、内分泌、免疫网络的调节

现代研究已认识到神经、内分泌、免疫系统三者之间存在密切关系，形成了一个相互调节的网络。艾灸关元穴可不同程度地调整神经、内分泌和免疫功能而起到补肾固本、延缓衰老的作用。β-END（β内啡肽）是现今被公认的具有广泛作用的免疫调节剂，直接灸可刺激垂体和肾上腺的增生，促进 β-END 的合成和分泌，提高血浆 β-END 水平，并且对免疫细胞、阻 END 受体亦有正调节作用。相关研究表明，机体的状态、灸质、灸量等因素对艾灸疗效均有影响。

（三）艾灸对血液循环系统的调节

艾灸对血压有良性调节作用，如可使收缩压明显上升，但舒张压未见有意义的改变。艾灸可明显改善心脑血管功能，降低外周血管阻力和血黏度。有研究表明，艾灸能明显降低老年期高脂血症者总胆固醇、甘油三酯的含量，有良好的调节血脂的作用。

（四）艾灸对机体代谢的调节

SOD（超氧化物歧化酶）活性和 LPO（过氧化质）含量反映体内自由基的产生和淬灭的状态。艾灸可使血清 LPO 明显降低，SOD 活性显著增强，如在足三里、关元等穴施灸后，老年人机体 SOD 活性增强，提高了清除自由基的能力，体内氧化和平衡紊乱状态有所改善。

在微量元素的代谢与吸收方面，锌、铜在内呈彼此消长的关系。艾灸治疗羟基脲造成的阳虚状态后，测定其肝脾锌铜含量，结果显示，艾灸可提高肝脾 DNA 中锌含量而降低铜含量。

　　中医学认为,艾灸作用于穴位,通过经络的传导而调节机体脏腑器官功能。近年来,国内外对艾灸的作用进行了广泛研究,关于其作用机理,目前主要有4种观点:①温热效应;②非特异性自体蛋白疗法学说;③刺激反应;④芳香疗法。虽然目前对艾灸的作用机理尚未完全明了,但笔者认为,艾灸的作用机理是由燃艾时所产生的物理因子和化学因子,作用于腧穴感受装置与外周神经传入途径,刺激信号传入中枢,经过整合作用传出信号,调控机体神经-内分泌-免疫网络系统、循环系统等,从而调整机体内环境,达到防病治病目的的。

第五章　艾灸的注意事项及禁忌

艾灸疗法因其适应证广、疗效显著，广受人们喜爱；又因其操作简便，人人皆可"自灸"，故而喜爱此术之人常于家中自行诊治，颇具古人"家有三年艾，郎中不用来"之风。但若是不通医理，胡乱为之，轻则劳而无功，重则延误病情，伤人伤己，故熟悉并掌握艾灸禁忌及相关注意事项，十分重要。

第一节　艾灸的注意事项

人体腧穴众多，部位各异，何时艾灸，艾灸穴位的先后顺序以及灸量的多少，在一定程度上都对艾灸疗效有重要的的影响，在这一章节中，将和大家详细论述一下。

一、艾灸顺序

《千金要方》说："凡灸当先阳后阴，言从头向左而渐下，次后从头向右而渐下，乃先上后下也。"《明堂》说："先灸于上，后灸于下，先灸于少，后灸于多。"《医学入门》说："灸则先阳后阴，先上后下，先少后多。"因此，按照传统的中医理论，施行灸疗的顺序：先灸上部，后灸下部；先灸背部，后灸腹部；先灸头身，后灸四肢；先灸左侧，后灸右侧。

先阳后阴、先上后下、先少后多是灸疗操作的常规。"先阳后阴"是为了达到阴平阳秘的目的，而无亢胜的弊端。"先上后下"就是先灸头面躯干部后灸四肢部，或先灸头面与胸部后灸腹部和下肢部。因半身以上同天之阳，半身以下同地之阴，这样艾灸可以达到阴升阳降，水升火下，水火既济。"先少后多"就是初灸者刺激量宜先小后大，以便患者逐渐适应，这是一般施灸的常规。病情有轻、重、缓、急之分，治则有标、本、缓、重之别，如"治病必求于本""急则治其标，缓则治其本"等，因此艾灸时间的长短、刺激量的大小，不宜拘泥固定，关键在于辨证论治，灵活运用，才能取得应有的疗效。

二、艾灸时间

（一）最适合艾灸的季节

最适合进行艾灸疗法的季节是夏季，原因如下。

1 夏季气温高，穿衣少，艾灸时非常方便，不像冬季时需要脱掉衣服施灸，容易受凉；而且天气热，人体对温度也比较敏感，不容易被烫伤。

2 夏季施灸符合中医"冬病夏治"的理论。冬为阴，夏为阳，"冬病"是指某些好发于冬季或在冬季易加重的虚寒性疾病，由于机体素来阳气不足，又值冬季外界气候阴盛阳衰，以致正气不能祛邪于外，或重感阴寒之邪，造成一些慢性疾病如慢性咳嗽、哮病、喘证、慢性泄泻、关节冷痛、怕冷、体虚易感等反复发作或加重。"夏治"是指在夏季三伏时令，自然界和机体阳气最旺之时，通过温补阳气、散寒祛邪、活血通络等治疗措施，一方面能增强机体抵抗病邪的能力，另一方面有助于祛除阴寒之病邪，从而达到治疗或预防上述冬季易发生或易加重的疾病的目的。

3 艾叶是温性的，属于纯阳之物。艾灸能够温通经络，祛除寒湿，补益人体阳气，夏季又正好是自然界阳气最重的时候，两者的阳热合在一起，温补的作用更强。

因此，在夏季大自然与人体阳气最盛的时候进行艾灸，补益的效果最佳。

（二）一天中最佳施灸时间

《黄帝内经》记载，古人将一天分为春夏秋冬 4 个时期，早晨为春、日中为夏、日落为秋、半夜为冬。按照具体时间分：3 时到 9 时是一天中的春季，为日春；9 时到 15 时是一天中的夏季，为日夏；15 时到 21 时是一天中的秋季，为日秋；21 时到 3 时是一天中的冬季，为日冬。

上午，大自然和人体的阳气都开始升发，在这个时间艾灸可以事半功倍，特别是阳虚、气虚体质的人，如怕冷、手足不温、免疫力低、大便不成形等。当然对于不同体质和病证，艾灸的时间也不一样，如调理脾胃可以在 9 时到 11 时施灸，养肾在 17 时到 19 时施灸，失眠要在临睡前施灸。一般艾灸养生保健以 10 时到 11 时、14 时到 16 时为宜。

（三）人体各部位施灸时间长短

人体各部位形态各异，血肉分布不均，对艾灸热感反应不同，故每个部位艾灸时间也需要区别。一般来说，头部、面部、胸膈以上的部位不宜多灸；头、面、胸部穴位施灸时间相对短一些，建议 20~30 分钟；四肢末端皮薄而多筋骨处施灸时间建议为 30~40 分钟；背部（背部腧穴）、下肢等肉厚部位则可多灸、长灸，大部分灸法均可使用，建议施灸时间为 40~60 分钟。具体艾灸时间应该根据病人反应情况、艾灸强度进行调整，不必拘泥。

三、艾灸灸量

艾灸灸量是指灸疗对机体刺激的规模、程度、速度和水平等。它是灸治的刺激强度和刺激时间的乘积，取决于施灸的方式、灸炷的大小、壮数的多少、施灸时或施灸后刺激效应的时间等因素。掌握最佳灸量，有助于提高疗效，防止产生不良反应。一般从以下几个方面考虑灸量。

1. 由天时、地理定灸量　冬季灸量宜大，方能祛寒通痹、助阳回厥。北方风寒凛冽，灸量宜大；南方气候温暖，灸量宜小。

2. 由病情、病性定灸量　病深痼疾，一般灸量宜大。例如，年老或体弱之人的保健灸，灸量宜小，但须长时间坚持。病在浅表，灸量可小；病在内，则灸量宜大。痈疽阴疮虽发于体表，但病根在内，故灸量宜大。

3. 由年龄、体质、性别定灸量　不同年龄、体质和性别之人，其阴阳气血的盛衰及对灸的耐受性不同。古有以年龄定灸量，称随年壮，即随年龄由小至大而递增壮数，以壮年为限度。现代进行艾灸时还应考虑体质情况，并据男女生理、病理之差异而定灸量大小。另外，由于种族差异，灸量对机体的影响亦殊。

4. 由患者感觉定灸量　患者感觉分两类：一类为施灸后的灼热感，根据不同病情，有的仅要求局部有温热感，有的则要求有烫灼感，可按患者口述而加以控制；另一类为灸的传导感觉，如隔蒜灸中的铺灸治疗虚劳顽痹，须灸至患者自觉口鼻中有蒜味时停灸。这也是一种控制灸量的依据。

5. 由灸炷大小定灸量　灸炷的大小，古籍述之颇详。《千金要方》云："灸不三分，是谓徒冤，炷务大也。"要求艾炷底部范围不小于三分，此针对间接灸而言。若直接灸则不然，艾炷可小至粟粒大。在施灸时，通过选择适当大小的艾炷以控制灸量。

6. 由施灸次数定灸量　将规定的壮数一次灸完为顿灸，分次灸完为报灸。如《医宗金鉴》说："头与四肢皮内浅薄，若并灸之，恐肌骨气血难堪，必分日灸之或隔日灸之。"

四、艾灸反应

（一）生理反应

1. 患者感受　艾灸要真正起到防病治病、强身健体的功效，一般要经过 3 个阶段，这期间人体出现的感觉，也就是所谓的"灸感"。

灸感是人们在做艾灸时自我感知的一种气的变化。这种气的变化，不同体质的人可以表现为酸、麻、胀、痛、痒、冷、热、风、寒、凉等多种灸感。这些灸感出现时是多样化的，有时像蚁爬，有时像流水，有时像冷风吹，有时忽隐忽现。每个人的灸感出现的时间各不相同，有的人灸一两次就出现灸感，有的人灸 1 个疗程还没出现灸感。人体本来就是各不相同的，不可能有一个固定的标准，因此根据别人的灸感来断定自己艾灸是否有效是极其错误的。

第一阶段为灸火循经：多表现为透热、扩热、传热 3 种热感现象，表明体内的经气被激活推动循环起来了。

第二阶段为正邪相搏：多表现为酸、麻、胀、痛、痒的灸感，表明体内的经气被激发自动与邪气相搏斗。

第三阶段为开门祛邪：多表现为风、寒、凉、冷的灸感，表明体内的经气充足，开始将驱除病气了。

因此，是否出现灸感，标志着施灸效果的好坏，而灸感的出现主要与被施灸者的正气强弱有关，又与施灸者的操作手法有着密切的关系，还与施灸的环境有关。灸感因人而异，需要自行感受。

2. 皮肤变化

艾灸直接作用于皮肤，除了患者自身的感觉外，艾灸处皮肤的颜色和质地也会受到影响。

皮肤颜色的变化与病情轻重有关。病情由轻到重，艾灸处皮肤颜色多呈现出浅粉色、深粉色、红色、紫红色、青色、灰色、黑色。因病情不同，有些患者在灸疗过程中颜色就会消退，有些却需要艾灸结束后过段时间才能恢复正常肤色。

皮肤质地的变化与病情种类有关。很多受凉的患者施灸时穴位局部会有水珠出现，从细密如牛毛状、小米粒大、绿豆大到黄豆大，各不相同，随着寒气的排出，水珠会自行消退。湿邪郁滞于皮毛的患者施灸，有与皮肤同色的粟米样突起、红色的疹子、风团块样的皮疹等皮肤质地的改变，同样也会随着灸疗的进行而自行消退。

（二）病理反应

1. 全身反应

（1）灸后病重：这可能是艾灸的时间或者灸量不够，或者身体太过虚弱所致。正气太过虚损时，正不胜邪，脏腑器官没有办法与病邪做斗争，身体症状表现不是很明显。在艾火的温热刺激下，阳气提升，病灶所在正气增强，有能力与病邪抗争，这个时候就表现出症状加重。

（2）返病：这是艾灸的一种排病反应，患者可能已经得了一些慢性病，但没有表现出症状；或是以前得过某种疾病，很多年都没有再犯，自认为已经好了，但病根还没有祛除。艾灸一段时间后，正气足了，有能力和病邪做斗争，就会以疾病的形式显现出来。

（3）出汗：艾灸后出汗是一种正常反应。如果感觉良好，那么这种出汗对人体有很多好处；如果第二天有虚弱的表现，就说明艾灸的量和时间太过了。艾灸后出汗有全身出汗、后背出汗、艾灸部位出汗之分，这是因为每个人邪气排出的路径不同，一般会从最虚弱的地方排出来。阳虚比较严重的人，施灸的前几天很少出汗，正气足了，排汗功能恢复正常，外邪才慢慢通过汗液排出，这就是阳气不断提升的表现。

（4）血压升高：一般认为，血压升高是艾灸后的一种好转现象，一般会与其他症状同时存在。艾灸后体内阳气增强，身体自我调整功能得到恢复，此时血压的升高也是生理所需的高度，大血管的血压会升高，有助于清除血管末梢的垃圾，同时也不会影响由毛细血管所主的人体组织其他功能。配合相应的调理方法，继续艾灸一段时间，人体就有能力将血压调整到符合正常生理需要的阈值。但从直观灸的临床看，血压升高与取穴不够准确有关，需要调整相应方案。

（5）疼痛：艾灸之后，血液循环增强，如果经脉有瘀堵，就会出现轻微的疼痛或者跳动。另外，一般伴有风寒、血瘀、气血不足这 3 类症状的患者，艾灸后最容易出现窜痛、跳痛、经脉疼痛、关节痛等症状，这表明经脉中的阳气得到了补充，正准备将邪气驱赶出去。

如果艾灸后忽然出现头痛难忍，很有可能是因为体内的外邪太重。艾灸可以为人体培补元气，在用艾灸调理的过程中阳气充足，有能力与邪气对抗。气具有走动、向上的特性，如果邪气被驱赶循经上头，就会出现后头痛、头顶痛、偏头痛或者前额痛。直观灸的灸疗相对温和，灸量大，不会出现祛邪不尽的现象，从而也就避免了这种反应的出现。

2. 消化系统反应

（1）恶心呕吐：如果脾胃功能比较弱，或者体内多有寒湿，艾灸之后阳气上升，相关脏腑的阴邪被化开，可能会困住脾胃，导致脾胃腐蚀水谷、运化功能下降，出现不想吃饭、恶心、呕吐的症状。其他原因如过饥、过饱后艾灸，气血循环增强，会将胃部的气血调动起来，影响胃的消化功能，从而产生恶心、呕吐的症状。晕灸也会出现头晕、恶心、呕吐的症状，多发生在患者第一次做艾灸的时候，特别是体质比较弱、过饥、过饱、过于紧张的人容易出现。

（2）反酸：有些患者艾灸后胃会反酸，通常这种症状不会单独出现，还会伴有胃胀等症状，这与患者的体质有着重要关系。一般来说，这类患者平时有胆火旺盛、胃阴虚的症状。因为胃炎等疾病导致的反酸，酸气会向上走；但艾灸后导致的反酸，酸气可能会向下走。

（3）腹胀矢气：艾灸后阳气提升，出现放屁、打嗝的现象，也说明人体的肠胃功能开始恢复正常了。但并不是每个人艾灸后都会有这些反应。如果正气不足，就会表现为腹胀，一般表明身体上虚下寒，如果能够及时将脏腑的邪气排出体外就会感觉身体非常轻松。有些人艾灸后排出的屁特别臭，这就说明肠胃问题相对比较重。另外，肝、胆、胰腺等消化器官有问题，也容易出现这种排气反应。如果是寒性体质，放屁、打嗝的症状反应得就更为剧烈。

（4）腹泻：艾灸之后，阳气提升，会在体内运行，肠胃功能开始恢复，大肠的蠕动也会加强，阳气将脏腑以及经脉中的寒邪排出体外，其方式可能是出汗或者腹泻，或者排尿增多。如果腹泻，则一般说明肠胃有问题，阴邪化开之后就会以腹泻的方式表现出来，这就像雪化成水要寻找一个正常的排泄途径一样，但这种腹泻患者非但不会觉得乏力困倦，反而会觉得异常舒服。

（5）便秘：如果命门火不足以化动下焦阴邪，真阳元气化施无力，寒极生热则会引发虚火，导致大肠主"津"功能太过，从而出现肠燥便秘。人为地憋大便也会导致津液不足。这是因为排泄物在大肠内待得时间太长，大肠不断吸收津液，最终导致大肠干燥，这是人体自身原因所致。如果气血过弱，艾灸腹部的时间过长，同样会把"津液"烤干，最终导致便秘。

3. 泌尿生殖系统反应

（1）排尿困难：患者排尿困难，说明艾灸后阳气迫使湿邪外出于体表，足太阳膀胱经的功能受到阻碍，而膀胱的主要生理功能是贮尿和排尿，此时它不能正常发挥作用，就会出现排尿困难的症状。这种情况不是必然，与取穴、艾灸的灸量不足或过量都有关系，遇到此种情况不可自己施灸，需要听取医生的专业意见或者配合其他治疗。

（2）尿频：艾灸后排尿增多是身体毒素和寒邪从体内排出的一种重要方式。中医讲"肾主水，司膀胱开阖"，如果把膀胱比喻为水库，则肾脏就是主管开阖的闸门。如果肾阳不足，水液代谢就会失灵，蓄水池中有一点儿水就会排出，而艾灸培补肾阳之后，其功能也会受到影响，直到这种开阖的能力完全恢复，尿频的症状也会消失。

（3）月经异常：艾灸后月经延迟，是原来体内寒邪较重，虽然艾灸后有艾草的参与和熏灸热能的介入，使体内元气逐渐充盈，但体内的寒邪、湿邪还没有完全排出，继续堵塞经络，影响气血的运行，艾灸后出现了正邪的较量，部分人会出现月经延迟的现象和经量逐渐减少的迹象。

（4）阴部炎症：女性或许会出现阴道炎、尿道炎，或者出现阴部发痒、发红的症状。这是因为寒邪循经而走，经脉绕于阴器，阳气增强之后，阴邪被驱逐，正邪相争的过程中会暂时滋生细菌，而出现炎症。

（5）遗精：艾灸后出现遗精，是因为体内正气增强后，患者会将因房事过度、意淫、手淫或生殖系统疾病导致的败精排出体外，排出来的精液都是过去体内产生的垃圾，有利于新的精液生成。

4. 神志方面反应

（1）失眠：艾灸之后，人体阳气上升，如果患者阴血相对偏虚，阳气在短时间内提升，相对于阴血来说就会过盛，因此会出现精神亢奋。如果患者体内邪气太盛，在阳气不足前邪气占上风，整体素质就会变弱，一旦正气提升，有能力和邪气做斗争，这样就容易出现灸后失眠的反应，这也是阴阳重新建立健康的合作关系的过程。

（2）嗜睡：艾灸后出现嗜睡、乏力，是典型的浮阳归原现象。正常情况下，人体处于一种"阴平阳秘"的状态，从生理学的角度来说是一种内稳态。只有这样，人体各项功能才能够相互协调，处于一个整体的平衡状态，否则就会出现一系列症状。人体阳气过弱，或者阴血不足时，阳气就会上浮，而艾灸通过对经络腧穴的调理，使真阴上升，外浮的虚阳会被引下来，起到归原的效果。这是身体的自然反应，身体进行自我调整的过程实际上是正气和邪气相互抗争的过程，而睡眠、休息可以帮助人体提高免疫力，增强身体的抵抗能力，更快恢复健康。

（3）抑郁狂躁：这种症状多见于经常生气、压力大的人，其体内的邪毒积累较多，代谢功能受到影响，艾灸一段时间之后，体内的阳气会上升，有能力将郁气排出体外，因此会以情绪的方式表现出来。例如容易发怒、看什么都觉得不对，或是经常会感觉到悲伤，甚至会感觉到非常委屈、想哭，这都是邪气外排的表现。

5. 皮肤反应

（1）红疹：艾灸可以培补人体阳气，待人体正气充足之后，在气机的鼓动下，体内的寒湿外邪被化开，就像打扫完房间需要把垃圾倒掉一样，这些垃圾毒素就会从皮肤和经络中排出来，其表现方式就是起红点、红疹，发痒，这都是寒湿风等邪气排出的重要表现。艾灸后体内的阳气得到补充，开始排邪外出。体内风、热、湿、火邪严重的人，身体局部或者全身往往会出现红疹，甚至奇痒难忍。这种疹子与一般的病邪引起的疹子不同，它不是由于接触刺激物，或者吃了易过敏的东西引起的，而是得到正确的治疗后才会出现的正常反应，不是病情加重，而是病邪正在排出，是祛邪反应。此时不可用清热苦寒之药，否则会把排出的邪气再次压进体内。

（2）花斑：这种花斑与体质有紧密的关系，有花斑的人多数体内寒湿比较重。

（3）皮肤灼痛：艾灸的总体原则是以有温热感、不出现灼痛感为宜。在艾灸的过程中出现灼痛感的原因：一是操作不当，距离太近或时间太长；二是艾绒质量低劣，如果选择新艾或含有杂质的艾条，局部皮肤也会出现灼痛感；三是病理反应，特别是有些疾病本身就有痛症，在刚开始艾灸时会有痛感，当皮肤适应之后，痛症就会消失。

（4）脓疱灸疮：艾灸后可能会起水疱和脓疱，其中水疱更为常见。出现这种现象有两大原因：一是操作时间过长或操作不当，二是身体湿气比较重。湿气重的人艾灸后最容易起疱，有时候会发现不知不觉就起疱了，这是寒邪向外排出的好现象，正所谓"疱破邪出"。水疱或脓疱被抓破感染后，则形成灸疮。

艾灸时避免直接烫伤，并适量控制施灸量和施灸时间，便不致起水疱。起疱后，要保持局部清洁，小者可自行吸收，发生痒感时不可抓破；若水疱大者，可用消毒针管抽出疱液，用消毒纱布或淡膏药覆盖固定；若偶因不慎而擦破时，立即消毒后严密包扎，便不致化脓溃烂。若灸火较重，发了灸疮，应避免感染，并给予相应治疗。

（三）晕灸的原因及处理方法

1. 晕灸的原因 关于晕灸的原因，《标幽赋》云："空心恐怯，直立侧而多晕。"其常见者有下列几种。

（1）体质因素：体质虚弱，精神过于紧张，饥饿，疲劳，特别是过敏体质、血管神经功能不稳定者。不少无明显原因的晕灸者，往往可从体质方面找到原因。

（2）刺激因素：穴位刺激过强，可致晕灸。所谓过强，因各人情况不一，很难度量比较。

（3）体位因素：一般来说，正坐位或直立施灸时易发生晕灸。

（4）环境和气候因素：环境和气候因素也可导致晕灸，如气压低之闷热季节，诊室中空气混浊、声浪喧杂等。

2. 晕灸的处理方法 在施灸过程中，一旦患者有先兆晕灸症状，应立即处理。灸疗结束后，最好能嘱患者在诊室休息5~10分钟后再离开，以防延迟晕灸。具体处理方法如下。

（1）轻度晕灸：应迅速停止施灸，将患者扶至空气流通处，并抬高其双腿，使其头部放低（不用枕头），静卧片刻即可。如患者仍感不适，则给予温热开水或热茶饮服。

（2）重度晕灸：立即停灸，使患者平卧，如情况紧急，可令其直接卧于地板上。对于此类患者，在百会穴艾灸有较好的效果。方法是在百会上做雀啄式温灸，不宜离头皮太近，以免烫伤，直至患者恢复知觉，症状消退。如必要时，配合施行人工呼吸，注射强心剂及针刺水沟、涌泉等。

五、注意事项

1. 虽然艾灸的功效很多，但也不是万能的。身体不舒服的时候应该先去医院检查，确诊是什么问题，而不能不管哪里不舒服都企图靠做艾灸来解决问题。及时咨询专业人士的意见，不要盲目自治，以免耽误病情，损害身体。

2. 要想通过艾灸取得良好效果，还需要有良好的生活习惯加以配合。不要觉得艾灸能养生，能治病，就可以熬夜，可以不注意饮食，可以随便乱来了。如果抱有这样的心态和想法，艾灸的作用就不会明显。

3. 不能有太强的功利心，不能要求艾灸多长时间之后就一定能取得什么样的效果。艾灸不但能治病，更能提高身体免疫力和抗病能力，使五脏六腑阴阳调和，经络通畅，减少得大病的概率和提高身体的综合素质。不要急于求成，一次灸过多穴位，灸过长时间，要严格按照治疗该病的要求去灸。日常养生灸，每次可灸2~3个穴位，时间上可以隔天灸或连灸2~3天停1~2天，或连灸3~5天停2~3天；切忌长期不停歇地一直灸，也不要想起来才灸一次。如治疗急性病、突发疾病，则要一直灸到病好为止。

4. 应选择良好的施灸环境。安静密闭的环境，既能保护患者隐私，使其身心放松，利于提高灸疗效果，还能避免艾灸过程中汗出当风，加重病情。因为艾绒燃烧时会散发大量烟雾，所以还需要做好排烟措施。艾烟虽有治疗作用，但长期吸入大量艾烟，也会对呼吸系统造成影响，患有呼吸系统疾病的患者更要多加注意。

5. 施灸者艾灸时需要专心。施灸者要专心观察患者反应，及时调整处理对策，若注意力分散容易烫伤患者、烧坏衣物等，造成不必要的损失。因为艾灸过程中需要明火点燃艾绒，所以还需要做好防火工作。患者也要静心感受灸感，及时反馈，协助治疗。施灸者专心艾灸，静心感受艾灸的热力，比边灸边干其他事效果要好。

6. 根据患者的性别、年龄、体质、病情，采取舒服并能充分暴露施灸部位的体位。

7. 注意艾灸的顺序、灸量。

8. 注意施灸温度的调节。对于皮肤感觉迟钝者或小儿，施灸者可用食指和中指置于施灸部位两侧，以感知施灸部位的温度，做到既不致烫伤皮肤，又能收到好的效果。

9. 要注重灸料的质量。艾绒的好坏决定治疗效果。一般的直接灸，一定要好的艾绒，这样不伤经络。如果是隔姜灸或隔蒜灸，一定要使用新姜和鲜蒜，确保新鲜。

10. 患者在艾灸前后都要喝一杯高于体温、有点烫嘴的温开水（绝不可喝冷水或冰水），有助于排出体内毒素；艾灸过程中禁止吃东西；灸后 1 小时内不要用冷水洗手或洗澡，如有特殊情况非要洗手、洗澡时，要用高于体温的热水在较短时间内洗完；艾灸后做好防寒防风工作，饮食以清淡为主，忌食生冷肥厚，还应避免情绪过度波动。

11. 患者在施灸过程中或施灸后若出现发热、口渴、上火、皮肤瘙痒、起红疹、疲倦、乏力等不适现象，不要惊慌，继续艾灸，这些症状就会消失。必要时停灸或隔天艾灸，一般症状很快就会消失。

12. 患者在艾灸过程中有返病现象很正常，没有也很正常，不要刻意追求返病的现象。

13. 艾灸作为一种中医治病养生的方法，不可能一蹴而就，需要一个病、治病、养生的过程。艾灸的过程中，有的人很快见效，而有的人迟迟不见效。这些都是正常的，因为各人体质不同，疾病程度不同，恢复能力不同，这些都直接影响艾灸见效的时间。因此，艾灸没有固定的见效标准，只要按要求正确地坚持灸下去，肯定能起到防病治病、强身健体的功效。

第二节　艾灸的禁忌

艾灸疗法的适应证广泛，对寒热虚实诸证都适用，但临床上多以寒证、慢性病，以及一切阳虚久病者为主，也可用于一些实热证的治疗。由于艾灸是温热性刺激，而热能伤阴，所以一些阴虚阳亢、邪热内积的病证，多不用灸法。又因为艾灸有用火熏灼的特性，为保证安全，不损伤身体，某些特殊部位如眼睛、下阴等皆不可用灸法。

一、禁灸穴位

我国医学古籍首次明确提出禁针禁灸穴的是《针灸甲乙经》，其中记载禁灸穴位有22个：头维穴、承光穴、风府穴、脑户穴、哑门穴、下关穴、耳门穴、人迎穴、丝竹空穴、承泣穴、白环俞穴、乳中穴、石门穴、气冲穴、渊腋穴、经渠穴、鸠尾穴、阴市穴、阳关穴、天府穴、伏兔穴、地五会穴。清代《针灸大成》记载禁灸穴45个：哑门穴、风府穴、天柱穴、承光穴、头临泣穴、头维穴、丝竹空穴、攒竹穴、睛明穴、素髎穴、禾髎穴、迎香穴、颧髎穴、下关穴、人迎穴、天牖穴、天府穴、周荣穴、渊腋穴、乳中穴、鸠尾穴、腹哀穴、肩贞穴、阳池穴、中冲穴、少商穴、鱼际穴、经渠穴、地五会穴、阳关穴、脊中穴、隐白穴、漏谷穴、阴陵泉穴、条口穴、犊鼻穴、阴市穴、伏兔穴、髀关穴、申脉穴、委中穴、殷门穴、承扶穴、白环俞穴、心俞穴。《针灸逢源》又加入脑户、耳门二穴为禁灸穴，至此，禁灸穴总计为47穴。《针灸集成》记载禁灸穴49个，《医宗金鉴》记载禁灸穴97个。

随着医学的进步，通过人体解剖学，人们更加深入地了解了人体各部位的结构。古人所说的禁灸穴位大都可以用艾条或者艾灸盒温和施灸，这样既不会对机体有创伤，也能使艾灸疗法很好地为我们服务。例如，灸少商穴治鼻衄，灸隐白穴治血崩，灸鸠尾穴治癫病，灸心俞穴治遗精，灸犊鼻穴治膝关节痹痛等。实践证明，有的禁灸穴位值得进一步深入研究。在掌握施灸穴位的禁忌时，如遇危急重症，有些穴位改用变通之法，如艾条灸、间接灸等，还是可灸的，临证时应灵活施行。

现代中医临床认为，所谓禁灸穴位只有4个，即睛明穴、素髎穴、人迎穴、委中穴。不过凡暴露在外的部位，如颜面，不要直接灸，以防形成瘢痕，影响美观。皮薄、肌少、筋肉结聚处，妊娠期妇女的腰骶部、下腹部，男女的乳头、阴部、睾丸等不要施灸。关节部位不要直接灸。大血管处、心脏部位不要灸。此外，皮肤发炎红肿溃疡部位禁灸；术后伤口没复原者禁灸。

二、禁灸病证

阴津已亏，阳热有余之证，都不宜使用灸疗，误用灸法，易损阴血。阴虚火旺、阴虚阳亢、湿热过重等体质，应先滋阴、泻火，调整阴阳平衡后再施灸。

阴虚火旺症状：午后潮热，或夜间发热，发热不欲近衣，手足心发热，或骨蒸潮热，心烦，少寐，多梦，颧红，盗汗，口干咽燥，大便干结，尿少色黄，舌质干红或有裂纹，无苔或少苔，脉细数；或伴有口腔溃疡反复发作，疼痛，头昏，腰酸乏力等。

阴虚阳亢症状：潮热，颧红，盗汗，五心烦热，咳血，视物不清，消瘦或失眠，麻木拘急，烦躁易思，或遗精，性欲亢进，舌红而干等。

湿热过重症状：舌质很红，舌苔厚黄；大便干燥难解且黏滞，小便黄；皮肤油腻，总是长脓包型痘痘、痤疮等；口气很重。

其他病症，如某些传染病、高热、昏迷、癫痫，或身体极度衰竭，形瘦骨立者忌灸；皮肤过敏者、皮肤超敏感者禁灸；无自制能力的人，如精神病患者等忌灸。

三、其他禁灸情况

极度疲劳、过饥、过饱、酒醉、激烈运动后大汗淋漓、情绪不稳，或妇女经期忌灸。饭后半小时内禁灸（不是绝对，如果吃得很少，完全没有饱腹感，则可以半小时内施灸）。禁止一边艾灸一边吃东西。

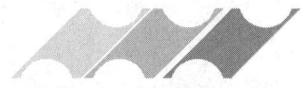

下 篇

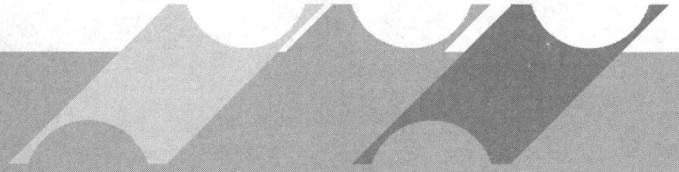

第六章　直观灸

第一节　概述

一、直观灸的起源

在本书的上篇中，详细介绍了灸法的起源与发展。直观灸的操作是在悬灸的基础上发展而来的，是一种毫无创伤且具有独特养生、保健、美容功能的灸法新技术。它有着千年的文化底蕴，是传统中医进行内病外治的好方法，是纯自然的一种疗法。

《灵枢·九针十二原》说："刺之要，气至而有效。效之信，若风之吹云，明乎若见苍天。"这就是说，针刺的要领是激发经气的传导，甚至气至病所，才能产生较好疗效。灸法亦然，经历了直接灸发疱的折磨，舒适艾灸越来越被人们所接受和喜欢，悬灸也就应时而生了。悬灸是以中医"元气"学说为源泉、经络理论为基础，结合现代西医养生理念，以蕲艾为主要原料，配上多种草本植物制成悬灸艾条，在人体皮肤上方进行边点穴、边悬空灸的方法。传统认为在悬灸的过程中，施灸者能真切地感到被灸者"得气"后，在其体内所产生的一系列传感运行的生理变化。被灸者同时也能真切地感到体内气感循经走脉的感觉。因操作之"悬"和两者感受的"玄"，故名为"悬灸"。但因为施灸者严格按照经络取穴的同时，还要集中精力去感受"得气"的玄妙感，所以高了悬灸的门槛，也增加了悬灸的神秘感。因为对于灸量的把握缺乏客观指标，更增加了悬灸操作的难度。至21世纪初，热敏悬灸在临床上被广泛应用，它是采用点燃的艾材产生的艾热悬灸热敏态穴位，激发透热、扩热、传热、局部不（微）热远部热、表面不（微）热深部热、非热感觉等热敏灸感和经气传导，并施以个体化的饱和消敏灸量，从而提高艾灸疗效的一种新灸法。传统的悬灸疗法是以经穴为灸位，局部与表面的温热为灸感，每穴艾灸时间没有个体化的灸量指征，其结合临床灸疗疗效的潜力未能发挥。热敏灸疗法与传统温和灸疗法都是对准穴位"悬空"而灸的悬灸疗法，但二者在灸感、灸位及灸量上有着本质的不同。热敏灸的灸位，是寻找热敏点进行灸疗，依赖患者提供的灸感进行判断，包括在灸量上的把控，都需要医患之间很好地沟通和交流。

直观灸就是在以上灸法的基础上，用点燃的艾绒产生的艾热悬灸腰背部和胸腹部的俞募穴，从而激发脏腑之气，通过热量的透发、扩散、传导，将脏腑的邪气驱逐于体表，同时将艾燃烧产生的"正气"渗透至脏腑深处，达到祛邪扶正的临床效果。整个过程既有医患的沟通交流，又不完全依赖患者描述，通过患者的灸疗反应就可以客观判断灸疗进程。

二、直观灸选穴与灸量

直观灸取穴简单，是一种简单可视的艾灸方法，只需要了解经络的循行规律，掌握腰背部和胸腹部俞募穴的定位和功能，借助艾灸仪大面积辐射的特点，作用于体表的某一热敏区域进行温和悬灸，观察艾灸区域的皮肤变化，感受脏腑之气的传导，灸到饱和量即停止。

（一）选穴

以往的悬灸需要循经取穴，直观灸只取胸背部的背俞穴和胸腹部的募穴即可。

背俞穴是脏腑之气输注于腰背部的穴位，是五脏六腑之精气输注于体表的部位，是调节脏腑功能、振奋人体正气的重要穴位。募穴是脏腑之气汇聚于胸腹部的一些特定穴位。故而，俞穴多泻，募穴多补，二者直接通过气街与脏腑之气相贯通。因此艾灸作用于俞募穴，远比作用于四肢上的五输穴更能直接地调节脏腑气血。同时，因为俞募穴分布于腰背胸腹，比四肢上的穴位更易取，即便是成对的背俞穴，取穴的距离也不会很远，更有利于艾烟的回收排放。

《难经·六十七难》言："阴病行阳，阳病行阴。"多数针灸医家主张"从阳引阴，从阴引阳"，即阳性病（急性病、腑病）多取募穴，阴性病（慢性病、脏病）多取俞穴，但是也有例外与补充。例如，《针灸聚英》主张急性病多取俞穴，慢性病多取募穴；《东垣针法》则主张实证多取俞穴，虚证多取募穴。俞穴与募穴前后相对，关系非常密切。滑伯仁曾说："阴阳经络，气相交贯，脏腑腹背，气相通应。"他认为脏腑与俞穴、募穴经气相通，病邪侵袭脏腑，俞穴、募穴均可出现异常反应，并可在其相应部位上施行治疗。俞穴和募穴可以单用，也可以配伍运用。直观灸的取穴多俞募穴配伍应用，实证、急性病多先取或单独取背俞穴，虚证、慢性病多先取或单独取腹募穴。

（二）灸量

在施行直观灸疗法时，每穴的施灸时间不是固定不变的，而是因人、因病、因穴而异，是以个体化的灸疗反应消失为度来调节施灸时间的，所以是最适的个体化齐足灸量即饱和直观灸量；而传统悬灸的灸量每次每穴一般为10~15分钟，或者以局部皮肤潮红、滋润为度，往往达不到治疗个体化的最佳灸量。直观灸讲究"气至"而后"气退"，犹如行军打仗有去有回，劳逸结合，灸量在10~15分钟时，往往是脏腑气血刚刚被调动的时候，皮肤颜色开始出现潮红和滋润现象，继续灸到30分钟左右（因人因病因穴会有差异），皮肤反应会达到一个顶峰，这时候脏腑之气全至，即所谓的"气至"，正邪交争最甚，而后出现正胜邪退，皮肤反应停止或者完全消退。皮肤反应完全消退者，肤色恢复正常；皮肤反应停止者，会有大小不一的点状、片状、网格状的红色痕迹，不高出皮肤，无任何不适，一般 1~2 天会自然消退，无其他不良反应。

直观灸要注意以患者自我感觉温和为度的距离（后文有详细说明）进行灸疗，因人因病因穴不同，距离会稍有差异，切不可距离皮肤太近，而出现烫伤。虽然直观灸的灸量比其他灸法的灸量要大很多，但因为合理把控距离，所以不会出现水疱和烫伤。直观灸的所有操作过程，都是在直观可视的范围内，不用借助于任何器材和辅助手段，无须特禀体质，不必强求去感受气的运行，依旧可以很好地把控灸量，达到扶正祛邪、治愈疾病的目的。

三、直观灸所用仪器

（一）排烟设备

艾燃烧过程中产生的艾烟，具有抗菌、消炎、杀毒、平喘镇咳等作用，所以有"无烟不成艾"之说。也因为如此，虽然无烟艾、艾灸治疗仪看起来更加"干净"，但在治疗疾病上也更加"清净"了，达不到应有的疗效。但是也并不是艾烟越多越好，凡事有度，过犹不及。艾烟中含有一些对神经系统有副作用的物质，大量吸入会诱发癫痫样惊厥。因此灸疗屋需有专业的排烟净化系统，在几乎不见烟的环境下实施灸疗，漏出来的少量艾烟恰好可以抗菌、消炎、杀毒、平喘镇咳。笔者在临床上用的是单向流静音型送风机。排烟设备见图 6-1。

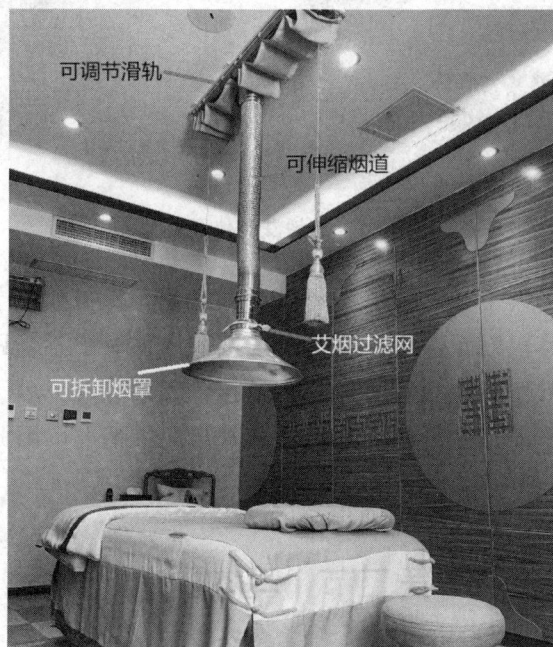

图 6-1 排烟设备图

（二）艾烟过滤网

艾烟过滤网是为观测艾烟中艾油的多少而设定的。过滤网为一次性使用，用3M防雾霾静电纤维防尘网制作而成。

（三）艾灸器材

1. 普通艾条　普通艾条的费用低，但会增加操作难度。艾灸过程需要控制好艾条点燃端距离皮肤的距离，而且需要长时间保持，对施灸者的耐心程度是一个很大的考验。但因为艾条需要磕下艾灰，就可以比较直观地看到艾灰的颜色、质地，因此可以很好地判断疾病的预后。艾条点燃后，散热面积相对小，因此要求取穴准确；但因为占地面积小，所以即使同时取两个穴位，也不会相互干扰。

2. 艾灸仪　直观灸采用的艾灸仪（陈云博士的专利产品），直接将艾绒放入艾勺中，艾勺内径6cm。艾勺中艾绒燃烧时的散热面积大，辐射直径可以达到15cm，散热中点正对所取穴位，邻近穴位也会辐射到，从而加强了单一穴位的疗效。图6-2为热敏灸艾灸仪及艾勺。

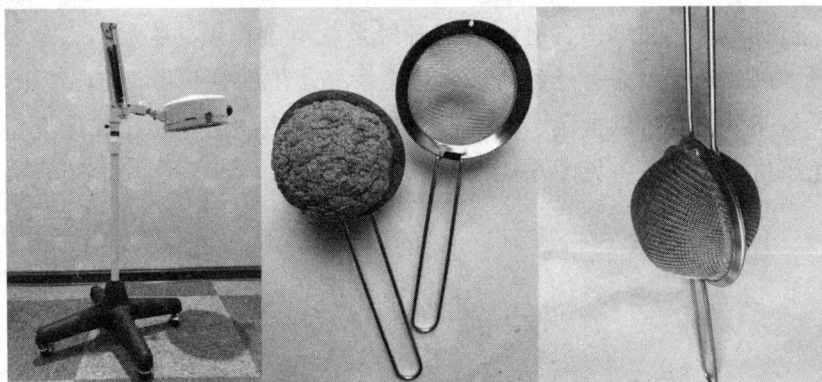

图6-2　热敏艾灸仪及艾勺

艾灸仪不但解放了人工，提高了工作效率，施灸者只需要调节好艾灸头距离皮肤的距离即可，而且因其辐射面积大，只需要区域取穴，对于不懂医的人来说，操作更加简单。但如果两个穴位离得很近，尤其在给孩子做治疗时，就无法用两个艾灸仪完成。在灸疗过程中，不能打开艾勺，需要燃尽方知艾灰情况，因此在判断疾病的预后上，不如艾条准确。

第二节　基本要求

在大家以往接触的艾灸中，大多以保健养生为主，而面对真正的临床疾病，多起效慢、疗效不够持久。笔者经过多年的直观灸临床发现，艾灸治疗临床常见疾病的起效速度和疗效持久度均优于一般的疗法。最主要的是，此疗法是外治法，不刺破皮肤，不内服药物，安全系数也大大增加，实现了患者不打针、不吃药依旧可以很快治愈疾病的愿望。

一、选材要求

可根据艾绒纯度判别艾绒质量，纯度越高质量越好。艾绒的纯度是用多少千克艾叶制作成1千克艾绒的比例数来表示的，常见的艾绒有5∶1、8∶1、10∶1……35∶1等。一般相对粗的艾绒多用于温针灸或制作艾条，细者多用于制作艾炷。在临床上并不是纯度越高效果越好，要根据疾病情况选择适宜的艾绒。在治疗急性、病程短、病位浅表性疾病或个别寒性极重的患者用10∶1的艾绒，疗效快而持久；治疗慢性、病程长、病位深的性疾病用35∶1的艾绒，临床疗效更佳；对于无烟艾制品和红外线仪器，一般不推荐，高纯度（40∶1甚至60∶1）的艾绒太过温和，丢失了艾草本身的药性，在临床的反而并不一定适宜应用。

在直观灸的选材上，笔者经过反复的临床试验，最后在众多的材料中选取了以下两种。①艾条：用最普通的清艾条，一般比例为8∶1或者10∶1。②艾绒：对于急性发作的病证，做直观灸时用10∶1的艾绒效果最好；但如果做督灸或者脐疗，选35∶1的艾绒，效果相对更明显；也有极个别的病例更适宜用10∶1的艾绒做督灸。

需要格外注意的是，直观灸的选材一定是普通的有烟明火艾绒。无烟艾条的制作工艺是将艾草煅成艾炭，再用黏合剂做成艾条，晾干后应用，被煅成艾炭后的"艾草"已经不再是原有的艾草了，其温阳散寒、通经活络、走而不守的入气分的功能被大大减弱，留下的是入血分的"炭性"。无烟无火的远红外线治疗仪是利用远红外线、电磁波的热效应原理工作的，远红外线可以作用于人体较浅部位，靠传导扩散热量。有烟有火的直观灸燃烧发出的红外线光谱，不仅有远红外光谱还有近红外光谱。近红外辐射的波长短、能量大、穿透力强、渗透力也强，可穿透机体深度达10mm，是远红外辐射的10倍，可以直接渗透到表皮、结缔组织、血管、神经，并可以通过毛细血管渗透到更深层的组织和部位。现代研究发现，艾在燃烧时产生的艾烟，具有广谱抗菌、抗病毒、抗氧化、镇静平喘的作用，这都是无烟灸疗无法模拟和取代的。

二、操作要求

因为直观灸的灸量比普通悬灸要大很多，为了避免艾烟和艾油的副作用，所以对灸疗的要求相对也会更加严格和具体。

（一）艾灸环境

关于艾灸环境，需要相对安静、隐私性好一点的密闭环境。艾灸时需要暴露施灸部位的皮肤，因为施灸部位在患者的腰背、胸腹部，相对比较私密，所以需要隐私性好一些的环境，这样患者更容易放松，有助于"气至"。

直观灸时直接悬灸于皮肤之上，局部皮肤受热毛孔会张开，有的甚至可看到豆大的汗珠排出，此时若再有空气流动，很容易让邪气从腠理而入，故切记不可在艾灸时有明显的体感空气对流。尤其在治疗呼吸系统疾病时，大部分患者会因为汗出当风而加重病情；即便不致加重病情，空气流动不利于艾灸热能点的聚集，也会降低穴位的准确性和敏感性。因此，很多人在院子里做艾灸，或者开着窗户做艾灸，是十分错误的，就好像做手术不消毒一样可怕。

同时，一定要有良好的排烟设备，可以选用单向流静音型送风机，排烟有两个挡位，强档的噪声是32db（分贝），相当于安静的图书馆环境。笔者临床接待的最小患者是才出生20天的婴儿，各个脏器发育还不够完善，肺脏尤其娇嫩，经不住大量烟尘的侵扰。现代研究发现，长时间过浓的艾烟会刺激脑神经异常放电，导致惊厥，婴幼儿的中枢神经本身就发育不成熟，对艾烟的承受阈值更低，这就更要求做到灸疗环境无体感烟尘。对于不满3岁的孩子，一般比较难以沟通，需要在孩子休息时做灸疗，这就对环境的静音状态有比较高的要求。

（二）艾灸距离

直观灸要求的距离是点燃的艾灸头距离皮肤一拳，大约10cm，但因人因病因穴不同，与皮肤的距离也有差异。准确的定距离的方法是以食指和中指叉开放于患者皮肤上，用手指背侧感受温度。以温和为度，太近容易烫伤患者，也无法让热能最大限度地渗透；太远病位感受不到温热，更谈不上深层渗透。因此太近和太远都会让治疗效果大打折扣。

需要注意的是，将食指和中指岔开，轻轻贴在患者艾灸部位的皮肤上，用手指的背侧去感受温度，切不可离开皮肤，因为离开皮肤，施灸者所感受到的温度就与患者感受到的温度有了差别。

（三）艾灸时间

成人一般施灸1小时，婴幼儿施灸时间差别比较大，一般在1~3小时，这取决于患者的疾病和身体气血状态。临床中发现，凡是经过静脉注射治疗的孩子，大多施灸时间比较长，在艾灸过程中还出现过艾条燃烧慢，甚至自动熄灭的情况，这种情况大多因为体内湿气太重，就像在湿地上烧柴火一样，地面越湿，燃烧的时候烟越黑，燃烧不充分，结块严重，越容易熄灭。

（四）艾灸的持续性

在实施一次艾灸的过程中不可间断，以保证灸疗温和而持续地作用于局部腧穴，从而启动全身调节机制，祛邪扶正达到临床痊愈。如果中断，需要重新计算和观察患者的灸疗时间和反应，也因为重复调动了患者的气血，患者会比一次做完感觉累。津液不足的患者严禁中断后当天重复长时间灸疗。

（五）灸疗顺序

一般情况，正虚较甚者，需要先灸募穴以补正气；对于邪气较甚的患者，则需要先灸背俞穴以泻邪气。病因不同，灸疗顺序也不同，如因受凉导致的咳嗽、腹痛、呕吐等，需要先灸肺俞祛邪，再灸脾胃相关穴位以补正。若因饮食不节导致的呕吐、咳嗽等，需要先灸脾胃相关穴位，再取其他穴位。尤其对于呕吐的患者，没有缓解呕吐就俯卧做背部的灸疗，可能会诱发呕吐，此时，无论是否有外感，都要先灸胸腹部穴位，再灸腰背部穴位。

（六）对患者的要求

患者在艾灸过程中，不要继续静脉注射治疗，最好不要用抗生素，可以用一些性平的中药或者食疗之物，一定不要吃寒凉之物。

第三节 常见反应

中医疗法很难有客观指标，艾灸疗法更是如此。例如，周次清先生曾要求艾灸要"以润为度"。笔者经过多年的临床实践，详细记载了每一个患者的不同灸疗反应，从医者的观察和患者的感受两方面，将直观灸的灸量客观化、直观化。

一、医者的观察

直观灸作为一种治疗手段，比其他治疗方法更多了一种人文关怀。在灸疗过程中，医者的观察越细致对于疾病的判断就越准确。

（一）患者皮肤颜色变化

病情由轻到重，皮肤多呈现出浅粉色→粉色→深粉色→红色→紫红色→青色→灰色→黑色的变化。浅粉色常见于感邪轻浅的人，偶尔也见于病程较久的人，但感邪轻浅的人出现的浅粉色多颜色鲜亮、皮肤润泽，病程较久的人出现的浅粉色。颜色暗淡、皮肤干枯；粉色是呼吸系统疾病最常见的反应，尤其在婴幼儿患病初期，当出现比较鲜亮滋润的粉色或浅粉色，灸到最后皮肤颜色恢复原色，一般一次即可治愈；深粉色、红色、紫红色多见于疾病拖延日久、体质较差或疾病比较峻猛的患者，若灸到最后皮肤颜色多呈网格状，不要强求肤色恢复正常，此时大多需要进行多次灸疗，偶尔在皮肤白皙者身上，会见到由紫红色变成土黄色，但土黄色当时不会消失，需要1~2天自行消失，此类患者多属于中气不足；青色、灰色和黑色多见于寒湿比较深的人，如果取穴不准，会出现皮肤颜色无变化的现象。

皮肤颜色改变的范围也因人因病因穴而差异很大，由针尖大小→直径3cm→直径5cm→直径10~15cm→整个后背或胸腹，偶尔会见到四肢的线状改变。皮肤颜色的变化范围多从针尖大小开始，而后慢慢扩散、蔓延至直径15cm左右，在腰背部同时取两个穴时，如小儿肺炎伴有腹泻取穴肺俞和大肠俞，直观灸过程中会发现，在反应高峰期，有的患儿的皮肤颜色改变从大椎穴一直蔓延至八髎穴，然后出现白色片状消退，最后整个后背颜色恢复至正常肤色。

皮肤颜色改变的传导方向因患病情况不同也有差异。例如，因伤食诱发支气管肺炎的患者，在取穴巨阙时，皮肤颜色的改变会向中脘方向传导，出现巨阙至天枢甚至整个腹部皮肤颜色改变；因为受凉诱发支气管肺炎的患者，取穴巨阙时，皮肤颜色的改变会向膻中方向传导，出现整个胸部皮肤颜色改变，偶尔会见到手臂内侧前缘有一条红线沿肺经传导。因此，皮肤颜色改变的传导方向，大多反映出病邪侵袭的脏腑。如果辨证准确，在最开始就选择这一脏腑的俞募穴，疗效则事半功倍；如果辨证有偏差，对于调整治疗方案也有很大的参考价值。

（二）皮肤质地的改变

因受寒凉而病的患者施灸时，腧穴局部会有水珠出现，从如牛毛状、小米粒大、绿豆大到黄豆大，随着寒气的排出，水珠会自行消退。受湿邪郁滞于皮毛的患者施灸时，有与皮肤同色的粟米样突起、红色的疹子、风团块样的皮疹等皮肤质地的改变，同样也会随着灸疗的进行自行消退。临床施灸时偶尔会见到局部皮肤出现色黄而黏腻的分泌物，多在艾灸神阙时存留在肚脐中，这种分泌物多无法自己吸收消退。

（三）艾绒的燃烧反应

对于湿邪较重的患者，如果恰好碰上天气阴沉，那么艾灸过程中艾条或艾绒的燃烧速度会较慢，甚至会出现自行熄灭的情况。如果湿邪排尽，阳气增长快，艾绒燃烧速度也会加快。

如果只是单纯地感受寒邪，艾灸时，艾条或艾绒的燃烧速度会比平时更快，只是艾灸距离相对较小，患者感受温热相对迟钝，更有患者会说自己艾灸部位有凉风冒出感。

（四）艾灰的颜色质地

患者感受寒湿较重，施灸后艾灰颜色较黑，而且艾灰成块，随着邪气的排出，艾灰会逐渐变得白而且散。这一特性也可以用来判断预后和病情。

艾灰色黑成块时，说明患者寒气郁结较甚，如果色黑成块又伴有黏腻感，那就至少需要连续治疗3次；如果艾灰色黑但比较散，说明患者体质比较好，则无须再治疗，辅以食疗即可痊愈，体质相对弱者再继续治疗1次即可；如果遇到色白而散的灰，基本就无须再治疗了，但需注意不要暴饮暴食、汗出见风。

（五）艾烟过滤网的色泽和质地

艾烟过滤网是放在烟道最接近艾绒燃烧位置以过滤艾烟的第一通道（彩图1）。

过滤网原来用的是白色医用纱布，后来改良成3M防雾霾静电纤维防尘网。艾油多而焦黄者为佳，说明患者身体状态良好；艾油越少说明患者寒气越重。艾油越黑说明患者湿气越重。艾布色亮黄且艾油充分均匀分布，说明患者身体状态良好，正气盛。艾布综合对比见彩图2~彩图6。

（六）循经传导

在灸疗过程中有些皮肤白皙的患者身上常常会出现线状、成片的循经传导现象。

（七）患者的精神状态

外感患者在灸疗过程中通常会出现困倦、嗜睡的情况，灸疗结束、醒后则精神转好。也有个别阳气虚的患者，做完艾灸反而困倦加重，但睡眠质量会变好。

二、患者的感受

在灸疗过程中，只有医者的观察还并不完善，还要有患者的感受才能完整体现艾灸的反应。同时参考患者的自我感受和医者的观察，更加有利于确定疾病的性质和预后。临床上常见以下反应。

1. 寒风吹背感　患者会怀疑没关窗户，或者有流动的空气，会描述说灸疗部位甚至一半身子感觉发凉，有寒风吹背的感觉，甚至怀疑没有点着艾绒，感觉不到一点温热。

2. 皮肤瘙痒　患者感受风邪后，直观灸时会不自觉抓挠局部皮肤，有的甚至可以准确描述出某一点或者某一片皮肤，也有循经出现瘙痒感者。

3. 局部麻木　在灸疗过程中，可出现局部麻木感或皮肤手套样感觉，有的伴有冲撞的肿胀感，多见于四肢。

4. 一过性疼痛　患者会描述某一位置或者经络的某一段出现疼痛感，随着灸疗的继续，疼痛会自行消失，而后出现温热感。

5. 温热感　此感是最常见的患者描述。有人可以准确描述出某一位置先出现温热，而后循经出现远端的温热和汗出。例如，在做肺俞的艾灸时，会出现上臂甚至手指和手掌的温热感，或者心胸、腹部温热感，这种温热感的传导恰好可以推测疾病的病因和预后。

第四节　适应证、禁忌证及注意事项

直观灸主要是通过调动患者自己的正气驱邪外出，相对温和，所以对于一般的患者和一般疾病都适宜，但是对于极个别的疾病和个体有禁忌。

一、适应证及禁忌证

艾灸最常见的适应证是感受阴邪所致疾病，如风寒感冒、寒性腹痛、湿邪内阻引起的腹痛、腹泻、关节疾病等。艾灸禁忌证是热性疾病（如中暑等）、出血性疾病，但也不是绝对的。如周楣生先生的《灸绳》中就有灸百会治疗中暑昏厥的记载。笔者也曾用艾灸百会治疗经血不止，但血热导致的出血性疾病确实为艾灸禁忌。

二、注意事项

艾灸的注意事项在很多书籍中都有记载，以下的十条注意事项均是笔者多年临床经验总经。

1. 饱腹后一小时方可进行灸疗。临床曾有饭后直接灸疗而出现恶心、呕吐的患者。

2. 醉酒后不可进行灸疗。醉酒后可用天真醒酒疗法，一般艾灸会加重醉酒的呕吐、头晕等症状。

3. 空腹不可进行灸疗，容易出现头晕、乏力、汗出等低血糖症状。

4. 孕期不可灸腹部，容易诱发胎动不安。但对于孕早期出现的恶心、腹痛等，可以灸脐上的位置。

5. 灸疗过程中注意补充温水，不可饮用凉水。灸疗会促进新陈代谢，机体对水分的需求会增加，补充温水更有利于机体利用，凉水则会加重病情，起到反作用。

6. 灸疗后不可食冷饮、寒凉之品，否则寒邪会郁结更深。

7. 灸疗过程中不可见风。

8. 灸疗后待汗消后方可出门，不可汗出当风。

9. 灸疗后不可立即洗澡，汗消后方可洗澡，洗澡水的温度不可低于38℃，最好是40℃。

10. 灸疗后不可暴饮暴食，避免吃鸡蛋、冷水面（水饺、馄饨等）、酸奶、肉、辛辣等刺激性或难消化的食物。

第五节　感冒咳嗽的施灸手法

一、选择介质

一般用鲜生姜汁作为介质。第一，鲜生姜汁引起皮肤过敏的可能性小。第二，生姜味辛辣、性温热，入肺、脾、胃经。味辛辣走窜，有助于在下一步的艾灸中加大艾灸的渗透性和持久性；性温热，有助于散寒祛湿，对于外感患者尤其适合，生姜之温热遇到艾灸之温热，其性重叠，加大了艾灸的祛风散寒除湿之用。第三，生姜取材方便，没有任何添加剂，正好符合现代人绿色、天然的理念。第四，生姜相对其加工制品要便宜。也有人图方便用生姜精油代替鲜生姜汁，生姜精油不是不好，但价格较高。据了解，15mL 不掺任何杂质的生姜精油，市场价格在 300 元左右。而市面上鱼目混珠的便宜生姜精油，容易增加治病的隐患。第五，生姜汁为介质，患者能更好地感受皮毛层的气血变化（即浅表筋膜层的物质变化）。如果不用介质，直接触及穴位，患者更多的是在感受肌肉层的变化。现代临床也有人提出用凡士林、酒精等作为介质，但综合考虑其安全性、渗透性、温热性、取材方便性等特质，笔者认为还是鲜生姜汁更好。

二、取穴

本病多因正气不足，复感外邪所致，所以要增强人体正气，增加其卫外固表之性。而增强人体的阳气，就要激发人体的督脉和循行于整个后背的足太阳膀胱经的能量。因此，感冒咳嗽就是寻找督脉和膀胱经上的郁结点进行艾灸。

（一）督脉

1. 风府（与阳维脉交会穴）

【定位】在项部，当后发际正中直上 1 寸，枕外隆凸直下，两侧斜方肌之间凹陷中。

【作用】疏散风邪，清心开窍，通利机关。

【主治】①中风不语，半身不遂，癫狂。②颈痛项强，眩晕，咽痛。

2. 大椎（与手足三阳脉交会穴）

【定位】在后正中线上，第 7 颈椎棘突下凹陷中。

【作用】解表清热，疏风散寒，息风止痉，肃肺宁心。

【主治】①热病，疟疾，骨蒸盗汗。②周身畏寒，感冒，目赤肿痛，头项强痛。③癫痫。④咳喘。

3. 陶道（与足太阳经交会穴）

【定位】在背部，当后正中线上，第1胸椎棘突下凹陷中。

【作用】宣肺解表，息风止痉，镇惊安神。

【主治】①热病，疟疾。②头痛，脊强。

4. 身柱

【定位】在背部，当后正中线上，第3胸椎棘突下凹陷中。

【作用】祛风退热，宣肺止咳，宁心镇痉。

【主治】①咳嗽，气喘。②癫痫。③脊背强痛。

5. 神道

【定位】在背部，当后正中线上，第5胸椎棘突下凹陷中。

【作用】养心安神，息风止痉，清热通络。

【主治】①心悸，心痛，失眠，健忘。②咳嗽，噎膈。③脊背强痛。

6. 灵台

【定位】在背部，当后正中线上，第6胸椎棘突下凹陷中。

【作用】宣肺止咳，清热解毒。

【主治】①急性胃疼。②疔疮。③咳嗽，脊背强痛。

7. 至阳

【定位】在背部，当后正中线上，第7胸椎棘突下凹陷中。

【作用】宽胸理气，清热利湿，健脾调中。

【主治】①急性胃疼。②黄疸。③胸胁胀痛，咳嗽，背痛。

8. 筋缩

【定位】在背部，当后正中线上，第9胸椎棘突下凹陷中。

【作用】止痉息风，健脾调中。

【主治】①癫痫。②脊强。③胃痛。

9. 中枢

【定位】在背部，当后正中线上，第10胸椎棘突下凹陷中。

【作用】健脾利湿，益肾强脊。

【主治】①黄疸，呕吐，腹胀满。③腰脊强痛。

10. 脊中

【定位】在背部，当后正中线上，第11胸椎棘突下凹陷中。

【作用】健脾利湿，益肾强脊。

【主治】①泄泻。②黄疸。③痔疾。④癫痫。

11. 悬枢

【定位】在腰部，当后正中线上，第1腰椎棘突下凹陷中。

【作用】温补脾肾，强壮腰脊。

【主治】①腰脊强痛。②泄泻，腹痛。

12. 命门

【定位】在腰部，当后正中线上，第2腰椎棘突下凹陷中。

【作用】壮阳益肾，强壮腰膝，固精止带，疏经调气。

【主治】①遗精，阳痿。②月经不调，带下。③泄泻。④腰脊强痛。

13. 腰阳关

【定位】在腰部，当后正中线上，第4腰椎棘突下凹陷中。

【作用】强腰补肾，调经通络。

【主治】①月经不调，遗精，阳痿。②腰骶痛，下肢痿痹。

（二）膀胱经

1. 风门（与督脉交会穴）

【定位】在背部，当第2胸椎棘突下，旁开1.5寸。

【作用】宣肺解表，疏风清热。

【主治】①伤风，咳嗽。②发热，头痛，项强，胸背痛。

2. 肺俞

【定位】在背部，当第3胸椎棘突下，旁开1.5寸。

【作用】养阴清热，调理肺气。

【主治】①发热，咳嗽，咳血，盗汗，鼻塞。②毛发脱落，痘，疹，疮，癣。

【类别】肺的背俞穴。

3. 厥阴俞

【定位】在背部，当第4胸椎棘突下，旁开1.5寸。

【作用】疏通心脉，宽胸理气。

【主治】①心痛，心悸。②咳嗽，胸闷。③牙痛。

【类别】心包的背俞穴。

4. 心俞

【定位】在背部，当第5胸椎棘突下，旁开1.5寸。

【作用】养血宁心，理气止痛，通络宽胸。

【主治】①心痛，心悸，胸闷，气短。②咳嗽，吐血。③失眠，健忘，癫痫。④梦遗，盗汗。

【类别】 心的背俞穴。

5. 督俞

【定位】 在背部，当第6胸椎棘突下，旁开1.5寸。

【作用】 理气宽胸。

【主治】 ①心痛，胸闷。②胃痛，腹痛。③咳嗽，气喘。

6. 膈俞

【定位】 在背部，第7胸椎棘突下，旁开1.5寸。

【作用】 宽胸降逆，理血化瘀，调气补虚，调和脾胃。

【主治】 ①急性胃脘痛，呃逆，噎膈，便血。②咳嗽，气喘，吐血，骨蒸盗汗。

【类别】 八会穴（血会）。

7. 肝俞

【定位】 在背部，当第9胸椎棘突下，旁开1.5寸。

【作用】 疏肝理气，养血明目，潜阳息风。

【主治】 ①胁痛，黄疸。②目疾，吐，衄。③癫狂，脊背痛。

【类别】 肝的背俞穴。

8. 胆俞

【定位】 在背部，当第10胸椎棘突下，旁开1.5寸。

【作用】 疏肝利胆，理气解郁，调和脾胃。

【主治】 ①黄疸，口苦，胁痛。②肺痨，潮热。

【类别】 胆的背俞穴。

9. 脾俞

【定位】 在背部，当第11胸椎棘突下，旁开1.5寸。

【作用】 健脾利湿，益气和中。

【主治】 ①腹胀，黄疸，呕吐，泄泻，痢疾，便血。②水肿。

【类别】 脾的背俞穴。

10. 胃俞

【定位】 在背部，当第12胸椎棘突下，旁开1.5寸。

【作用】 理气和胃，化湿消滞。

【主治】 ①胃脘痛，呕吐。②腹胀，肠鸣。

【类别】 胃的背部俞穴。

11. 三焦俞

【定位】 在腰部，当第1腰椎棘突下，旁开1.5寸。

【作用】通利三焦，疏调水道。

【主治】①水肿，小便不利。②腹胀，肠鸣，泄泻，痢疾。③膝关节无力。

【类别】三焦的背俞穴。

12. 肾俞

【定位】在腰部，当第2腰椎棘突下，旁开1.5寸。

【作用】滋阴壮阳，补肾益气，利水消肿。

【主治】①遗尿，小便不利，水肿。②遗精，阳痿，月经不调，白带。③耳聋，耳鸣，咳嗽，气喘。④中风偏瘫，腰痛，骨病。

【类别】肾的背俞穴。

13. 气海俞

【定位】在腰部，当第3腰椎棘突下，旁开1.5寸。

【作用】培元益气，强壮腰膝。

【主治】①腹胀，肠鸣，痔漏。②痛经，腰痛。

14. 大肠俞

【定位】在腰部，当第4腰椎棘突下，旁开1.5寸。

【作用】通肠利腑，强壮腰膝。

【主治】①腹胀，泄泻，便秘，痔疮出血。②腰痛。③荨麻疹。

【类别】大肠的背俞穴。

（三）胆经

风池（与阳维交会）

【定位】在项部，当枕骨之下，与风府相平，胸锁乳突肌与斜方肌上端之间的凹陷中。

【作用】平肝息风，通利官窍，疏风清热。

【主治】①头痛，眩晕，颈项强痛，目赤痛，目泪出，鼻渊，鼻衄，耳聋，气闭，中风，口眼歪斜。②疟疾，热病，感冒，瘿气。

（四）经外奇穴

定喘穴

【定位】大椎穴旁开0.5寸。

【作用】止咳平喘，通宣理肺。

【主治】咳嗽，哮喘。

三、规律总结

（一）不同部位的穴位反映不同脏腑病变

督脉的穴位用相对轻的手法从第 1 颈椎棘突一直推到第 4 腰椎棘突，检查是否有水疱样、条索样、石头样的改变；在膀胱经第一侧线上也做以上检查。一般来说，胸 1 到胸 3 棘突水平面间的改变，多为肺气不宣；胸 4 到胸 5 棘突水平面间的改变，多为心气血不足或心气郁结；胸 6 到胸 8 棘突水平面间的改变，多为胃气不降；胸 9 到胸 10 棘突水平面间的改变，多为肝气不舒；胸 11 到胸 12 棘突水平面间的改变，多为脾失健运；腰 1 到腰 2 棘突水平面间的改变，多为阳气不足，小便不利；腰 3 到腰 4 棘突水平面间的改变，多为大肠传导不利，伴有大便异常。

（二）触感定病情

在推经时，患者的大椎、定喘穴、至阳、肺俞、肝俞、胆俞、脾俞、胃俞、大肠俞等会有虚软、酸痛、结节等反应，风门、风府常有酸痛或刺痛感。

临床上医者的触感也有很大区别。例如，局部穴位有水疱感，稍微点揉则水疱消失，这种多受邪轻浅；穴位有如囊裹水感，感邪轻浅，开背后易出痧，后背通红；穴位有虚软的棉花感，说明患者气血不足，开背后有的督脉发红，有的零星点点红，灸疗后会出现困乏感；经络瘀堵严重者，开背时如摸猪皮感，推之板硬，开背后皮肤颜色基本没有变化，患者会有轻松感，甚则有的描述感觉自己瘦了。穴位有坚硬如石的条索，按压时，患者最开始会有麻木感而无疼痛，等气血通畅时会出现酸痛、刺痛感，第二天的酸痛感会较明显，若一直有麻木感，说明病程较久，需要多次治疗。身体瘦弱者开背时起红块，涂药之后铺姜时基本消退，灸疗刚开始会出现灼烧疼痛感，气血通畅后易困倦。

四、操作方法

此手法适用于外感患者，受邪多在肌表，无须用很大力度刺激穴位，尤其对于年纪较小的婴幼儿，触肤之力即可。对于年纪小的患儿，一般不用生姜，直接轻推督脉，寻找反应点，大多是水疱感，轻揉穴位即可。

操作方法如下：①备一块姜，切末装袋加热，或用温姜汁（直观灸用此手法时多用鲜姜汁）。②涂姜汁于督脉、定喘穴、风门、肺俞、脾俞、胃俞及有反应处。③推督脉，在反应点处推开。④在上述涂姜汁处压揉推开。⑤风池、风府避开穴位凹陷处，垂直颅骨底，向百会、对侧耳尖、同侧耳尖 3 个方向压揉。

第六节　脾胃的施灸手法

此手法取自王雅儒先生的《脏腑图点穴》，根据直观灸的临床需求，稍作改动。

一、取穴

（一）任脉

1. 巨阙

【定位】在上腹部，前正中线上，当脐中上 6 寸。

【作用】和中降逆，宽胸化痰，宁心安神。

【主治】①心胸痛，心悸。②癫狂。③胃痛，呕吐。

【类别】心的募穴

2. 水分

【定位】在上腹部，前正中线上，当脐中上 1 寸。

【作用】健脾化湿，利水消肿。

【主治】①水肿，小便不通。②腹痛，泄泻，反胃吐食。

3. 建里

【定位】在上腹部，前正中线上，当脐中上 3 寸。

【作用】健脾和胃，消积化滞。

【主治】①胃痛，呕吐。②食欲不振。③腹胀肠鸣。

4. 中脘

【定位】在上腹部，前正中线上，当脐中上 4 寸。

【作用】健脾和胃，消积化滞，理气止痛。

【主治】①胃脘痛，呕吐，呃逆，吞酸。②腹胀，泄泻，饮食不化。③咳喘痰多。④黄疸。⑤失眠。

【类别】胃的募穴，八会穴（腑会）。

5. 气海

【定位】在下腹部，前正中线上，当脐中下 1.5 寸。

【作用】益肾固精，升阳补气，调理冲任。

【主治】①腹痛，泄泻，便秘。②遗溺。③疝气。④遗精，阳痿。⑤月经不调，经闭。⑥虚劳体弱，本穴有强壮作用，为保健要穴。

6. 关元

【定位】在下腹部，前正中线上，当脐中下 3 寸。

【作用】温肾益精，回阳补气，调理冲任，理气除寒。

【主治】①阳痿，遗精，遗溺，小便频数，小便不通。②月经不调，崩漏，带下，痛经，阴挺，阴痒，不孕，产后出血。③中风脱证，虚劳体弱，本穴有强壮作用，为保健要穴。④泄泻，脱肛，完谷不化。

【类别】小肠的募穴。

7. 天突

【定位】在颈部，当前正中线上，胸骨上窝中央。

【作用】宽胸理气，化痰利咽。

【主治】①咳嗽，气喘，胸痛。②咽喉肿痛，暴喑，瘿气。③梅核气，噎膈。

8. 璇玑

【定位】在胸部，当前正中线上，天突下 1 寸。

【作用】宽胸理气，止咳利咽。

【主治】①咳嗽，气喘。②胸痛，咽喉肿痛。

9. 华盖

【定位】在胸部，当前正中线上，平第 1 肋间隙。

【作用】宽胸理气。

【主治】咳嗽，气喘，胸胁胀痛。

10. 膻中

【定位】在胸部，当前正中线上，平第 4 肋间隙，两乳头连线的中点。

【作用】宽胸理气，宁心安神。

【主治】①气喘，胸痛，胸闷。②心痛，心悸。③乳汁少，呃逆，噎膈。

【类别】心包的募穴，八会穴（气会）。

（二）足阳明胃经

1. 梁门

【定位】在上腹部，当脐中上 4 寸，距前正中线 2 寸。

【解剖】右侧深部当肝下缘，胃幽门部。

【主治】胃痛，呕吐，食欲不振，腹胀，泄泻。

2. 天枢穴

【定位】在腹中部，平脐中，距脐中 2 寸。

【主治】腹胀肠鸣，绕脐痛，便秘，泄泻，痢疾，月经不调。

【类别】大肠的募穴。

（三）足少阳胆经

带脉

【定位】在侧腹部，章门下1.8寸，当第12肋骨游离端下方垂线与脐水平线的交点上。

【主治】月经不调，赤白带下，疝气，腰胁痛。

（四）足少阴肾经

1. 石关（冲脉与足少阴肾经交会穴）

【定位】在上腹部，当脐中上3寸，前正中线旁开0.5寸。

【主治】呕吐，腹痛，便秘，产后腹痛，妇人不孕。

2. 幽门

【定位】在上腹部，当脐中上6寸，前正中线旁开0.5寸。

【主治】腹痛，呕吐，善哕，消化不良，泄泻，痢疾。

（五）经外奇穴

阑门穴

【定位】在上腹部，前正中线上，当脐中上1.5寸，为大小肠的交会处。

【主治】便秘、腹泻等胃肠不适。

二、操作方法及注意事项

（一）操作方法

1. 左拇指按住巨阙，右中指或者拇指点阑门穴至通为止。平补平泻15~20次，如果还不通泄则再补5~10次。

2. 左拇指按住巨阙，右中指或者拇指点水分至通为止。平补平泻15~20次，如果还不通泄则再补5~10次。

3. 左拇指按住巨阙，右中指或者拇指点建里至通为止。平补平泻15~20次，如果还不通泄则再补5~10次。

4. 左拇指按住巨阙，右中指或者拇指点中脘至通为止。平补平泻15~20次，如果还不通泄则再补5~10次。

5. 左拇指按住巨阙，右中指或者拇指点右石关、左梁门至通为止。平补平泻 15～20 次，如果还不通泻则再补 5～10 次。

6. 左拇指按住右石关、左中指按左梁门，右中指或者拇指点双天枢至通为止。平补平泻 15～20 次，如果还不通泻则再补 5～10 次。

7. 左拇指按住右石关、左中指推左梁门，右中指或者拇指点气海至通为止。大多为补 10 次，泻很少，可以少补几次。

8. 左拇指按住右石关、左手中指推左梁门，右中指或者拇指点关元至通为止。平补平泻 15～20 次，如果还不通泻则再补 5～10 次。

9. 右拇指按住水分，左中指按住阑门，右中指点按左带脉，左拇指点按右带脉，至通为止。（平补平泻 15～20 次，如果还不通泻则再补 5～10 次。）

10. 左无名指、中指、食指按住天突、璇玑、华盖，右中指或者拇指点膻中，至通为止。平补平泻 15～20 次，如果还不通泻则再补 5～10 次。

11. 左无名指、中指、食指按住天突、璇玑、华盖，右中指或者拇指点巨阙，至通为止。（平补平泻 15～20 次，如果还不通泻则再补 5～10 次。）

12. 左拇指按住巨阙，右中指或者拇指点左幽门，通为止。平补平泻 15～20 次，如果还不通泻则再补 5～10 次。

13. 左拇指按住巨阙，右手无名指、中指、食指分别点阑门、建里、中脘，至通为止。平补平泻 15～20 次，如果还不通泻则再补 5～10 次。

重复上述中步骤 1～11。

14. 引气归原：一手捏住建里，一手捏住气海。

（二）注意事项

（1）一定要注意左右手的配合，当需要左手按住巨阙，右手点穴时，不可随意松懈左手力度，一旦松懈就会气机上窜而出现恶心、呕吐、憋闷感等不适。

（2）右手点穴过程中切不可一下深至腹腔深处，一定要由轻到重逐渐加力。

（3）点穴过程中，不可图省事，次数足即止，一定要将反应点点揉开，或听到明显的水声由指下流过方可。

（4）对于水谷不分的泄泻一定要点水分穴，当大便异常点阑门穴不通时，一定要配合水分穴。

（5）此手法先通中焦，中焦输转得利后，再通下焦，让浊阴有处可降，而后通上焦，让清阳之气得以上升，最后回转至中焦，再一次利中焦，让上中下三焦气血得以正常流转。

第七节　鼻炎的施灸手法

《素问·六节藏象论》说："天食人以五气……五气入鼻，藏于心肺，上使五色修明，音声能彰。"鼻通天气，为人体与自然界气机沟通的最重要环节，自然界之气通过鼻与人体之气进行结合、交换、充养，进一步与人体的阴精相互作用以维持生命功能。因此，鼻需阳气长养，若为阴邪侵袭或阳气输布障碍，就会出现各种阴精生成、输布、排泄的问题，从而出现鼻腔干涩、分泌物异常（清涕、黄涕等）、鼻腔阻塞感，甚至出现眼睛视物模糊、分泌物异常及听力受影响等，这都是阳气不能正常宣发的结果。所谓鼻炎治疗，就是要疏理鼻部阳气的气机和阳气供养。鼻炎施灸手法充分疏通了头面部的诸阳经穴位，使管道通畅，阳气充分通达于鼻部，因鼻炎患者，多伴有心肺之气不足、肝气不舒或者肾阳不足的情况，所以疗效甚佳。

一、取穴

（一）头部相关穴位（图6-3，图6-4）

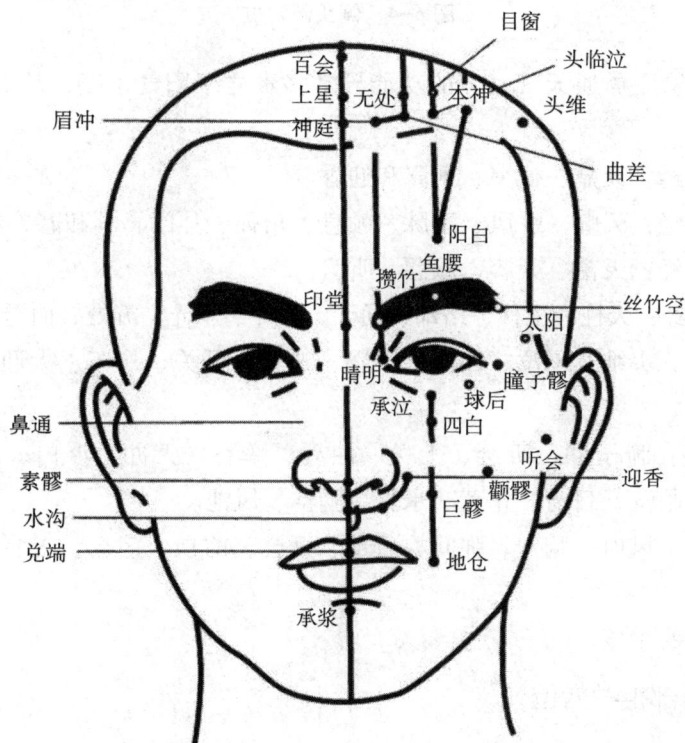

图6-3　头面部穴位

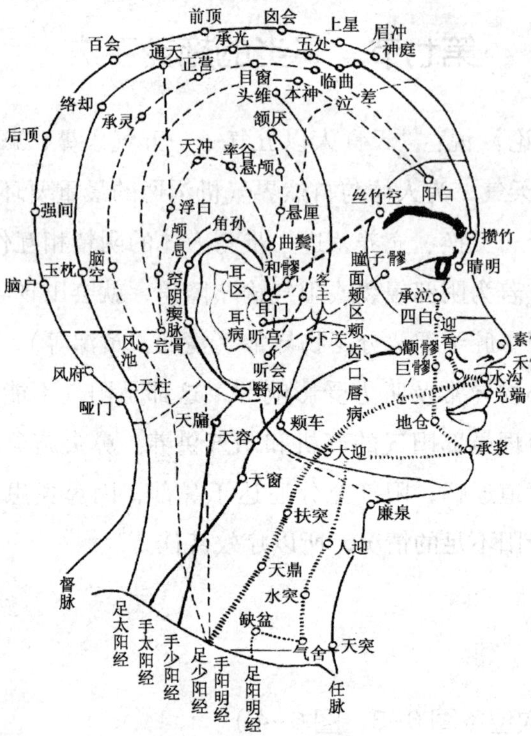

图 6-4　侧头部穴位

头为诸阳之会，鼻通天气，鼻的功能异常多责之于阳气不畅，从而选取与鼻有关的阳经穴位。

手阳明大肠经：天鼎、扶突、禾髎和迎香。

手少阳三焦经：天牖、翳风、瘈脉、颅息、角孙、耳门、耳和髎、丝空竹。

足太阳小肠经：天窗、天容、颧髎、听宫。

足太阳膀胱经：天柱、玉枕、络却、通天、眉冲、承光、五处、曲差、攒竹、睛明。

足阳明胃经：头维、承泣、四白、巨髎、地仓、下关、颊车、大迎、人迎、水突、气舍。

足少阳胆经：瞳子髎、听会、上关、曲鬓、率谷、天冲、浮白、头窍阴、完骨、本神、阳白、头临泣、目窗、正营、承灵、脑空、风池。

督脉：哑门、风府、脑户、强间、后顶、百会、前顶、囟会、上星、神庭、素髎、水沟。

任脉：廉泉、承浆。

（二）肩背部相关穴位

对于人体来说，背为阳，腹为阴，督脉总督人体之阳，行于背部正中，为阳脉之海，太阳经则是循行于体表的最大经脉，总统皮毛腠理阳气的经脉；肩背部又居人体阳位，调理阳气不畅，必须顾及肩背部这一特殊部位，取穴注意督脉和太阳经的相关穴位。

督脉：大椎、陶道、身柱、神道。

足太阳膀胱经：大杼、风门、肺俞、厥阴俞、心俞、督俞；附分、魄户、膏肓俞、神堂、譩譆、膈关。

手太阳小肠经：天宗、秉风、曲垣、肩外俞、肩中俞。

二、操作方法

（一）额面部

1. 额头分 6~8 条线，手法做至百会穴水平（主要疏通的是太阳经、胆经和督脉的气血）。

2. 眼眶边缘（太阳经）。

3. 鼻部三条线（正中、侧一、侧二），按压至迎香（督脉、太阳经和阳明经）。

4. 颧骨四线一面（阳明经和少阳经）。

5. 下颌骨两个方向，注意内侧缘及翳风（少阳经）。

6. 乳突三线一面，注意乳突前沿、后沿的处理（足少阳胆经）。

7. 胸骨柄（天突穴）。

8. 胸锁关节及锁骨头（气舍穴，调节足阳明胃经）。

9. 放松。

（二）后枕部

1. 解剖学中上项线的位置（梳理脑户、玉枕、脑空等穴，调理督脉、足太阳膀胱经和足少阳胆经的气血）。

2. 解剖位项平面。

3. 解剖位下项线和枕平面。风府 3 个方向疏通督脉气血；风池 3 个方向疏通胆经气血（重点）。

4. 解剖位寰椎横突的位置（完骨附近疏通胆经气血）。

5. 解剖位枢椎横突的位置（梳理督脉气血）。

6. 放松。

（三）后背肩胛部

1. 后背正中，调理督脉气血。

2. 肩胛骨内侧，膀胱经第一侧线。

3. 肩胛骨内缘，膀胱经第二侧线。

4. 肩胛冈附近，梳理小肠经气血。

三、注意事项

1. 鼻炎多因阳经气血阻塞不畅而致，做此手法时，在相应的穴位上会有明显的压痛，切不可用蛮力，否则会导致局部水肿。

2. 不可忽略后枕部的手法调理。

3. 肩胛骨内侧缘的处理一定要注意方向和力度。

第七章 常见疾病的直观灸

所有的医学理论最重要的是落实到临床中，没有疗效的理论就是空论，对我们的生活毫无意义，现将临床实例进行归纳总结，并把显效和无效病例在此和大家分享，希望对临床有一定的参考价值。

第一节 小儿常见疾病

对于大部分家长来说，面对孩子生病，会担心抗生素对孩子的免疫力有抑制作用，依然不敢随意给孩子用药，甚至一些很平和的药都担心过量，而刺血、拔罐、梅花针，又因为有创而不被接受。舒适治病是家长的梦想，直观灸可以在一定程度上满足这种"舒适治病"的需求。

婴幼儿疾病中有两种最为常见，一种是肺系疾病，一种是胃肠疾病，大部分常见问题都可以通过调理脾肺治愈。

一、感冒

（一）临床表现

1. 起病较急，潜伏期 1~3 天，主要表现为鼻部症状，如喷嚏、鼻塞、流清水样鼻涕，也可表现为咳嗽、咽干、咽痒或灼热感，甚至鼻后滴漏感。

2. 发病同时或数小时后可有喷嚏、鼻塞、流清水样鼻涕等症状。

3. 2~3 天后鼻涕变稠，常伴咽痛、流泪、味觉减退、呼吸不畅、声嘶等。

4. 一般无发热及全身症状，或仅有低热、不适、轻度畏寒、头痛。

5. 体检可见鼻腔黏膜充血、水肿、有分泌物，咽部轻度充血，如无并发症，5~7 天可痊愈。

（二）调理方法

这一类普通感冒的患者，可分为以下几种情况进行调理。

1. 发病时间 1~3 天，仅见流清涕、鼻塞、打喷嚏。常用的方法有以下几种。

（1）用小拇指般粗细的葱3根，去葱叶留葱根，洗净，大火熬开，调小火开始计时，7~8分钟关火，待其冷却到40℃左右给孩子代水频饮。（整个熬制过程需要盖盖儿。）

（2）荆芥穗3g泡水喝，一般1天可明显见效。（推荐葱白熬水，无色无味孩子更容易接受，有些孩子对芥穗的辛辣之味会比较敏感，从而厌恶饮水。）

（3）取穴肺俞，灸30分钟以内即可。

2. 在感冒初起时，通常被大多数家长忽略，往往感冒3~5天才会引起注意，此时须艾灸肺俞。如果环境排烟好，灸到患儿皮肤颜色和质地恢复正常，一次即愈。如果环境排烟不好，灸40分钟即可，最多2~3次即可痊愈。一般灸到10分钟左右患儿开始微微汗出，20分钟左右皮肤颜色反应加速，30~40分钟各种反应开始消退。

3. 反复发作的幼儿，秋冬季节几乎无正常时，可取百会和肺俞，灸法如上。但若在春天发作，恰逢暖春，尤其是立春之后、清明之前，不可随意用肺俞配百会治疗，容易因阳气生发太过而出现发烧之症。

二、咳嗽

咳嗽本身是人体一个自我保护的生理反应，但迁延日久，很难痊愈，成了现在小儿临床最常见的疾病。早在《素问·咳论》中就说道："五脏六腑皆令人咳，非独肺也。""皮毛者肺之合也；皮毛先受邪气，邪气以从其合也。其寒饮食入胃，从肺脉上至于肺，则肺寒，肺寒则外内合邪，因而客之，则为肺咳。五脏各以其时受病，非其时，各传以与之。""肺咳之状，咳而喘息有音，甚则唾血。心咳之状，咳则心痛，喉中介介如梗状，甚则咽肿喉痹。肝咳之状，咳则两胁下痛，甚则不可以转，转则两胠下满。脾咳之状，咳则右胁下痛，阴阴引肩背，甚则不可以动，动则咳剧。肾咳之状，咳则腰背相引而痛，甚则咳涎。""五脏之久咳，乃移于六腑。脾咳不已，则胃受之，胃咳之状，咳而呕，呕甚则长虫出。肝咳不已，则胆受之，胆咳之状，咳呕胆汁。肺咳不已，则大肠受之，大肠咳状，咳而遗矢。心咳不已，则小肠受之，小肠咳状，咳而矢气，气与咳俱失。肾咳不已，则膀胱受之，膀胱咳状，咳而遗溺。久咳不已，则三焦受之，三焦咳状，咳而腹满，不欲食饮。此皆聚于胃关于肺，使人多涕唾，而面浮肿气逆也。""治脏者治其俞，治腑者治其合。"可见，咳嗽并不简单，与五脏六腑都有关，其伴随症状不同，临床表现和治疗也不同。小儿最常见的是肺咳、心咳、脾胃咳、膀胱咳和大肠咳，偶尔会有三焦咳，还有过敏性咳嗽。

（一）肺咳

普通咳嗽（肺咳）参见普通感冒即可。

（二）心咳

心咳参见成人常见疾病。

（三）脾胃咳

1. 临床表现　脾胃咳早在几千年前的《黄帝内经》中就有记载。这一类病证的典型特点是多在连续阴雨天时集中出现。

脾胃咳多由于饮食不节诱发咳嗽，素有消化不良，伴有恶心、呕吐、腹胀、纳呆、便秘或腹泻，一般无发热、流涕、鼻塞，肺部听诊多为阴性。

2. 调理方法

（1）脾胃手法。

（2）若恶心、呕吐、纳呆，常规取穴中脘或神阙；若便秘、腹泻，常规取穴天枢或关元；加取后背脾俞、胃俞，若秋至后可配合百会，若为春夏季节则单取脾俞、胃俞即可。

3. 病案　患儿，女，3 岁，2015 年 10 月 12 日就诊。其母亲描述：因为周末家里来客人，患儿吃得杂且多，之后咳嗽、呕吐。就诊时症状：腹胀如鼓，咳嗽、呕吐，无发热。

治疗方案：艾灸中脘、脾俞、胃俞和百会。灸程反应：中脘穴色红而消，脾俞、胃俞色红伴肺俞汗出如绿豆大，头汗出而后自消。

治疗后腹胀消失，并用天真脾胃手法善后，第二天回访咳嗽消失，呕吐未作。嘱其避风寒，节饮食。

（四）膀胱咳

参见成人常见疾病。

（五）大肠咳

中医对咳嗽的认识可谓系统而规范，这一类病证多见于小儿、年老、体虚的人。

1. 临床表现　咳嗽时伴有大便出，可发伴有发热、流涕、鼻塞。

2. 调理方法　艾灸百会、肺俞和大肠俞，或艾灸百会、肺俞和神阙。

3. 病案　患儿，男，2015 年 5 月出生，2016 年 10 月 19 日就诊。症见：咳嗽，憋喘，咳嗽时用力会有排便，精神略差，流涕。听诊两肺满布哮鸣音。

治疗方案：灸肺俞、大肠俞。灸程反应：肺俞 10 分钟出现粉红，25 分钟出现一个红点（肺俞处），40 分钟左右干净，1 小时止；大肠俞 15 分钟潮红，25 分钟呈条状（4 条），40 分钟左右变浅，55 分钟消至一小块红点。

患者次日就诊反馈咳喘气憋，夜里无法入睡，不得卧，流稠涕，痰较多，伴腹泻。灸百会、肺俞、神阙。灸程反应：百会无汗出；肺俞 5 分钟泛红，10 分钟潮红，25 分钟呈片状红，40 分钟左右呈点状红，1 小时左右干净；神阙 10 分钟脐周红，20 分钟红色加深，45 分钟呈大网格状，55 分钟左右呈 3 条红印，75 分钟左右消至一红点，继灸未消。

回访：有痰，不再腹泻，睡眠一般。嘱其服用化痰方和健脾方2天。

听诊已经有支气管哮鸣音，也就意味着肺里已经有了停聚之痰饮，对于消化系统而言，上有入口，下有出口，可吐可泻，将消化道中存在的杂物排出体外。但对于肺来说，只有一个口，痰饮形成后，杂物的排除需要借助支气管，所以会有2~3天的排痰期。用天真阁化痰方可以促进排痰，缩短排痰期、减缓不适，健脾方可以固护脾胃，斩断痰生之源。

4. 注意事项

（1）不要吃油炸、油腻之品，以防阻碍脾胃，助湿生痰。

（2）不要吃冷饮、瓜类等寒凉之品，以防进一步损伤肺脾之气。

（3）如果孩子处于哺乳期，母亲也要一起忌口。

（六）三焦咳

1. 临床表现　常有胃肠不适，平素易于水肿。咳嗽时伴有腹胀、腹满，纳呆，水肿，口渴喜饮，饮入即吐，可发伴有发热、流涕、鼻塞。

2. 调理方法　艾灸肺俞、三焦俞和阴交穴。

3. 病案　患儿，男，2015年5月出生，2016年12月17日就诊。症见：体温38.5℃，呕吐。

治疗方案：灸中脘、肺俞、大肠俞。灸程反应：中脘2分钟变红，15分钟脐以上全红，45分钟渐退，颜色渐淡，1小时5分钟仅余建里、右梁门两红点，1小时25分钟红色又从建里处返回，约3cm×3cm，淡红色，1小时45分钟满腹全红且开始变淡，2小时余脐周3cm×3cm红色未消净止；肺俞20分钟淡红，40分钟大椎红至心俞，1小时渐退至肺俞，2小时退净；大肠俞50分钟无任何反应。

2016年12月18日就诊时腹泻、呕吐、精神差、嘴有异味，19日上午11时左右体温37.1℃，触诊：腹部虚软，中脘有水疱感。

治疗方案：灸肺俞、大肠俞。灸程反应：肺俞25分钟左右粉红3cm×3cm大小，40分钟粉红点状，55分钟消净为正常肤色；大肠俞10分钟左右变红，15分钟潮红从L1至S1全红，1小时左右开始变浅，1小时20分钟左右基本干净仅有一红点，1小时35分钟全净为肤色。中脘未灸，因孩子要求家长抱而无法施灸，艾布无油，艾灰由黑灰到白灰，全程未吐。

2016年12月20日就诊时呕吐，尿少，不吃饭，精神不好，体温37℃。

治疗方案：灸阴交、肺俞、三焦俞。灸程反应：阴交不到10分钟泛红，5cm×5cm大小，1小时10分钟出现白点，1小时40分钟开始消失，2小时10分钟留6个红点，2小时30分钟消得差不多干净，2小时45分钟左右反颜色，停灸；肺俞、三焦俞45分钟左右才出现颜色，50分钟孩子头上冒汗，1小时5分钟干净。

第二日回访：已好，食欲佳。

三焦咳类似脾胃咳，都有胃肠道的反应——纳呆、腹胀、恶心、呕吐等症，《素问·灵兰秘典论》云："三焦者，决渎之官，水道出焉。"故而三焦咳有明显的水液代谢障碍，常规脾胃咳艾灸取穴肺俞和脾俞、胃俞，1~2次症状可以明显缓解甚至痊愈，但此病例灸时缓解，回去又反复，并有明显水液代谢异常——小便少、水入即吐。因此，纠正治疗方案，弃脾俞、胃俞改三焦俞和阴交穴。《奇经八脉考》的任脉篇中提到阴交穴在"脐下一寸，当膀胱上口，三焦之募"，取阴交穴开膀胱上口，使水液代谢归为正道。

4. 注意事项

（1）不要吃油炸、油腻之品，以防阻碍脾胃，助湿生痰。

（2）不要吃冷饮、瓜类等寒凉之品，以防进一步损伤肺脾之气。尤其不要吃非当地当季产的水果。

（3）如果孩子处于哺乳期，母亲也要一起忌口。

（七）过敏性咳嗽

1. 临床表现　超过两个月的无明确原因的慢性咳嗽，咳嗽呈阵发性刺激性干咳，或有少量白色泡沫样痰；在吸入烟雾或油漆等后可加重；应用多种抗生素无效，拍片或做CT检查无明显异常。40%的患者可合并打喷嚏、流鼻涕等过敏性鼻炎症状，国外多称其为过敏性鼻-支气管炎。

2. 调理方法　若在秋冬季节发作，艾灸肺俞、百会和膻中；若在春季发作，艾灸肺俞、肝俞、胆俞；在夏季多雨季节发作，艾灸肺俞和脾俞、胃俞。如果用艾盒保健灸，需要每天灸30分钟，连续7天为1个疗程，可明显见效。想要见效快，就用艾条悬灸，离皮肤15cm左右，一般一次见效，但需要严格观察皮肤颜色变化，不可半途而止。

3. 病案　患儿，男，3岁半，2015年10月29日就诊。症见：过敏性咳嗽已半年有余，就诊时干咳无痰，平均半小时咳嗽一次，伴睡觉时皮肤红疹成片、瘙痒，夜间及午休时均有发作。艾灸肺俞、膻中、百会治疗一次即愈，咳嗽、皮疹均未发作。当年12月20日因感冒发烧就诊时，家长说这期间咳嗽未再发作。

此患者在来治疗之前，已经经历了口服汤药月余，反复静脉滴注和口服抗生素的轮替治疗。静脉滴注和口服抗生素均伤人体阳气，使其宣发无力；口服汤药中多降气泻下之品，从而使卫外之气不足，复感风邪郁于皮毛，而见咳嗽伴皮疹，灸疗过程中风邪外出而见局部瘙痒。肺俞助肺宣降，膻中为气海，调气佳穴，百会为五脏六腑之会，有补虚调五脏气的功效，对于长期咳嗽耗气的疗效极佳。

4. 注意事项

（1）不要吃油炸、油腻之品，以防阻碍脾胃，伤及后天之气。

（2）不要吃冷饮、瓜类等寒凉之品，以防进一步损伤肺脾之气。

（3）不要汗出受风。

三、支气管肺炎

（一）普通支气管肺炎

1. 临床表现

支气管肺炎属于小儿高发病。根据急性起病、呼吸道症状及体征，一般临床诊断不难，必要时可做 X 线透视、胸片检查，或咽拭子、气管分泌物细菌培养或病毒分离。其他病原学检查包括抗原和抗体检测，白细胞明显升高和粒细胞增多、血清 C 反应蛋白升高时有助于细菌性肺炎的诊断；白细胞降低或正常，则多属病毒性肺炎。

一般症状：起病急骤或迟缓。骤发者有发热、拒食或呕吐、嗜睡或烦躁、喘憋等症状。发病前可先有轻度的上呼吸道感染数日，早期体温多在 38~39℃，亦可高达40℃左右，大多为弛张型或不规则发热（发热类型见此节附）。弱小婴儿大多起病迟缓，发热不高，咳嗽和肺部体征均不明显，常见拒食、呛奶、呕吐或呼吸困难。

呼吸系统的症状及体征：咳嗽及咽部痰声，一般早期就很明显，呼吸增快，每分钟可达 40~80 次，使呼吸和脉搏的比例自 1:4 上升为 1:2 左右，常见呼吸困难，严重者呼气时有呻吟声，鼻翼扇动，三凹征，口周红指甲青紫，有些患儿头向后仰，以使呼吸通畅。若患儿被动地向前屈颈，抵抗很明显时，这种现象应与颈肌强直区别。

胸部体征早期常不明显，或仅有呼吸音变粗或稍减低，以后可听到中、粗湿啰音，有轻微的叩诊浊音。数天后，可闻及细湿啰音或捻发音，病灶扩大时，可听到管状呼吸音，并有叩诊浊音。如果发现一侧肺有叩诊实音和（或）呼吸音消失，则应考虑有无合并胸腔积液或脓胸。

WHO 儿童急性呼吸道感染防治规划特别强调呼吸加快是肺炎的主要表现。呼吸急促：幼婴<2 月龄，呼吸≥60 次；2~12 月龄，呼吸≥50 次；1~5 岁，呼吸≥40 次。重症肺炎指征为易激惹或嗜睡、拒食、下胸壁凹陷和紫绀。

笔者在临床上见到的支气管肺炎，多见多肺部哮鸣音或捻发音，甚至在发病早期仅见呼吸音粗、喘促。体质好、用抗生素少或者没有用过抗生素的患儿体温多超过38.5℃，反复用抗生素的幼儿反而仅见体温略微升高，常不超过 38.5℃。

附：发热类型

（1）稽留热：体温维持在 39~40℃的高水平，达数天或数周，24 小时内体温波动不超过 1℃。

（2）弛张热：体温在 39℃以上，波动幅度大，24 小时内波动范围超过 2℃，但都在正常水平以上。

（3）间歇热：体温骤升达高峰后持续数小时，又迅速降至正常水平，无热期可持续一天或数天，高热期与无热期如此反复交替出现。

（4）波状热：体温上升到39℃以上，数天后又逐渐下降至正常，持续数天又升高，如此反复。

（5）回归热：体温急骤上升至39℃以上，持续数天又骤降正常。

（6）不规则热：发热的体温曲线无一定规律。

2. 病案　患儿，男，2岁，2015年9月28日因支气管肺炎就诊。症见：咳嗽有痰，左肺满布哮鸣音，舌苔白厚。

治疗方案：取穴百会、肺俞、巨阙，热敏灸。艾灸百会、肺俞时但头汗出，20分钟后头汗消，继续灸肺俞，发现至阳穴色青，而后肺俞到至阳穴色红有豆大汗出，继续灸10分钟后，皮肤颜色变成紫红色网格状。而后灸巨阙穴，皮肤无变化，艾灰色白而散。艾灸完成，再次听诊，左肺哮鸣音消失，无须再次灸疗。

预防治疗：化痰方服用3天以化咽部痰。第二天（2015年9月29日）上午10时半电话回访，症状全无，准备出游。

（二）经过静脉滴注治疗的支气管肺炎

笔者所治疗的患儿中，对抗生素疗法已经不再敏感的孩子，最小的才5个月大，最大的也不到4岁。其中一个孩子的妈妈在孩子仅3岁时去打点滴时问护士："今天打青霉素还是头孢啊？"这个孩子从1岁半开始就每个月必去医院打抗生素，对抗生素越来越不敏感，最高纪录是连打26天。另外一个11个月的小宝宝也已经从3个月前开始，经历了3次抗生素治疗，每次连续点滴10天，最后一次连打了7天却依旧发烧38℃多。

面对这样的小病号，何止于心疼？抗生素是什么？抗生素是由微生物（包括细菌、真菌、放线菌属）或高等动植物在生活过程中所产生的具有抗病原体或其他活性的一类次级代谢产物，能干扰其他生活细胞发育功能的化学物质。通俗地讲，抗生素就是抵抗微生物生长的化学物质，它不仅可以抵抗有害菌的生长，同时也可以抑制有益菌的生长，这也就是为什么越用抗生素体质越差的原因。更何况，每次静脉滴注少则几百毫升，多则几千毫升，成人打点滴尚且一半身子发冷，何况一个小宝宝？进而进一步加重了受寒的程度。

常规孩子（非"抗生素宝宝"）感冒、流涕、腹泻，用直观灸1~3次即可治愈，但这种抗生素宝宝却是例外，一般3次才能明显好转，5次才能饮食如常，而且必须配合后期每周一次的调护。灸程中能明显看到孩子皮肤的反应和艾灰颜色、质地的变化。随举一例和大家分享一下治疗过程。

11个月的小男孩，从2015年6月3日开始几乎每个月都要入院治疗一次，6月3—20日因为发热住院治疗；7月25—27日因发烧收入院；9月18—24日抗生素静滴治疗；11月2日因支气管肺炎收入院，治疗1周后出院，仍反复发烧，体温在37.8~39℃。

11月14日来就诊。症见：咳嗽、腹胀、纳呆（60mL/d），右肺叶遍布哮鸣音。艾灸百会、肺俞和巨阙，其中巨阙穴艾灸期间艾条自动熄灭一次。皮肤颜色变化不明显，微汗出。嘱其停止一切药物。

11月14日21时体温38.2℃，自汗出而退，大便黏、黑而臭。11月15日早上吐出硬币大小黏液，听诊右肺上叶哮鸣音。灸百会、肺俞和鸠尾，仅巨阙穴处皮肤色黑。15日晚体温37.5℃，咳嗽明显减轻。16日灸百会、至阳和中脘穴，其间大量汗出、肤色大面积泛红而后自退。17日体温正常，偶有咳嗽，右肺上叶哮鸣音隐约可见，饮食增加。灸百会、脾俞、胃俞和中脘，其间大量汗出，肤色大面积泛红而后自退，艾灰颜色变白。18日继续前日治疗，但治疗时间缩短半小时。19日回访：咳嗽消，饭量增加。嘱其用天真化痰方调理3日，避风寒，节饮食。

艾灸11月14—18日，5天中艾灰颜色由黑变白，质地由成块变散，到11月23日再次回访，孩子已经无咳嗽、无痰，饮食、精神如常了。

四、过敏性哮喘

案一 患儿，男，5岁，出生时过敏性体质，1岁左右发现经常咳嗽，后确诊为哮喘，用过激素治疗，后来一直用中药治疗效果反复，每年秋冬季发作频繁。2016年4月开始艾灸治疗（隔天1次，1次1小时艾灸肺俞），一个半月左右明显好转。至2016年11月初病发过3次，均在1周内得以好转，且一直未用过任何药物。

案二 患儿，男，9岁。其6岁时因回老家感受外寒，开始哮喘，中药无果，一直用激素治疗维持。2016年6月份，艾灸隔天1次，1次1小时，1个月后发现面色、身体状态都明显好转，运动后不会咳嗽。至2016年11月初，发作过两次，一次因吃冷饮而发作，一次因上体育课有点中暑而发作。两次均艾灸治疗后第二天喘咳止。往常每个月要感冒半个月多，自6月份以来，除两次哮喘发作，没有感冒过。用的激素喷剂和曾服西药不明。

五、过敏性鼻炎

1. 临床表现 过敏性鼻炎又称为变态反应性鼻炎（变应性鼻炎），典型症状主要是阵发性喷嚏连续性发作，大量水样清涕，其次是鼻塞和鼻痒。部分患者嗅觉减退，但为暂时性；部分患者伴有耳鸣，听力减退。

2. 病案

案一 患儿，男，8岁，2015年11月7日因过敏性鼻炎反复发作5年就诊。症见：鼻塞、天凉就打喷嚏、流鼻涕，伴夜间打鼾。

治疗方案：鼻炎手法按压，灸百会和肺俞，每周 1 次。做完第 2 次（2015 年 11 月 14 日），当天晚上打鼾消失，次日喷嚏消失；做完第 3 次（2015 年 11 月 21 日），诸症皆消。连做 5 次，至今未再发作。

案二

王某，男，37 岁，2016 年 6 月 2 日因过敏性鼻炎就诊。症见：鼻塞、流涕，偶有鼻涕带血。

治疗方案：鼻炎手法按压，灸肺俞，1 周 1 次。做完 2 次后鼻塞流涕明显减轻，但咽中有痰，质黏，难以咳出；做完 4 次后，鼻塞、流涕等症皆消，咽中白黏痰减少但仍难以咳出。时值盛夏，方案略作调整，鼻炎手法按压，灸肺俞和脾俞、胃俞，病情控制，鼻部不适未再发作。

单纯的过敏性鼻炎，没有器质性病变（肿瘤、息肉等）的，一般 4 次内均可控制病情，但治疗期间应避风（汗出避风）、不要吃冷饮及寒性水果，若此期间再次外感或伤及脾胃，会影响治疗效果。如果 1 周 1 次，4 次后不再发作，就改成 10～14 天 1 次，若 2 次后仍不发作，便改成 3～4 周 1 次，2～4 次后完成治疗。若这期间发作，须恢复 1 周 1 次的治疗频率。根据目前观察，一般 6 次左右就可以消除临床症状，少有反复。

六、打鼾

1. 调理方法

（1）常规打鼾：鼻炎手法。

（2）打鼾伴有腺样体肿大或过敏性咳嗽：艾灸肺俞、肘尖。

2. 病案

案一　患儿，男，8 岁，2015 年 11 月 7 日因打鼾就诊。查体：咽红，扁桃体Ⅰ度肿大。

治疗方案：枕区、颞区、下颌区（比较疼痛）、胸骨区，1 周 1 次。治疗 2 次后打鼾即止，连续治疗 4 次，其间打鼾一直未发，扁桃体已恢复正常，嘱其半个月后再来。

案二　患儿，男，9 岁，2015 年 11 月 21 日因打鼾、头痛就诊。查体：扁桃体Ⅱ度肿大，患儿脾气大、精神不好。

治疗方案：枕下三角区（疼痛明显）、枕区、颞区、下颌区（疼痛明显）、胸骨区（疼痛明显），1 周 1 次。治疗 2 次后打鼾即止，头痛未作，连续治疗 4 次，其间打鼾一直未发，扁桃体肿大仍在，嘱避风寒，半个月后再来。至 2016 年 11 月 20 日回访，打鼾不再发作（感冒时打鼾偶作），头痛症消。

七、胃肠疾病

（一）急性腹泻

1. 临床表现　腹泻时大便次数增多，量增加，性质改变，一天大便 3 次以上，甚至连续 10~20 天，可呈稀便、糊状便、水样便，或是黏液脓血便。判断腹泻时粪便的性状比腹泻次数更重要。如果便次增多而大便成形，就不是腹泻。母乳喂养儿每天排便 2~4 次，呈糊状，也不是腹泻。恶心、呕吐是腹泻常见的伴发症状，严重者呕吐咖啡样物，其他可有腹痛、腹胀、食欲不振等症状。病情严重者全身症状明显，大多数有发热症状，体温 38~40℃，少数高达 40℃ 或以上，可出现面色苍白、烦躁不安，精神萎靡、嗜睡、惊厥，甚至昏迷等症状。随着全身症状加重，可引起神经系统、心、肝、肾功能失调。

2. 调理方法

（1）艾灸百会、大肠俞和神阙。

（2）脾胃手法。

3. 病案

患儿，女，1 岁半，2015 年 9 月 8 日因连续 3 天腹痛便血、发热 40℃ 就诊。症见：体温 39.4℃，腹痛每 15 分钟发作一次，一次持续 10 分钟，大便纯血。舌苔白厚，无食欲。（此患儿对各种抗生素过敏）。

治疗方案：灸神阙、百会、大肠俞。灸时穴位深紫色，传导至脾俞、胃俞及整个臀部。历时 3 小时的灸治过程中，孩子无哭闹、无腹痛，灸百会和大肠俞时汗出多。

2015 年 9 月 9 日，体温 38.7℃，腹痛次数减少，平均每 2 小时一次，一次持续 3~5 分钟，大便黏液状，偶有血丝，无食欲。

治疗方案：穴位同上。灸时大肠俞青紫色，延伸至整个臀部。历时 3 小时灸治过程中，孩子无哭闹，无腹痛，大肠俞处汗出如豆。灸百会时，头部连着后颈部汗出。

2015 年 9 月 10 日，体温 38.5℃，腹痛偶有发作，一天 3~5 次，每次持续 10~15 秒，大便黏稠，带少量血丝，无食欲。

治疗方案：穴位同上。大肠俞的颜色变浅红，传导范围小，局部皮肤无汗出，孩子无哭闹。

2015 年 9 月 11 日，体温正常，无腹痛，大便成形，先干后稀，干的位置有少量血丝。

治疗方案：穴位同上。灸大肠俞，颜色变化不明显，仍有小范围传导。

次日回访，孩子大便、饮食如常，直至 2015 年 11 月 17 日再次因外感就诊，期间一切如常。

（二）急性肠胃炎

参考成人常见疾病。

（三）腹痛（肠系膜淋巴结炎）

1. 临床表现 常见于 15 岁以下的儿童，在上呼吸道感染后，有咽痛、倦怠不适之感，继之腹痛、恶心、呕吐、发热。腹痛以脐周及右下腹多见，呈阵发性发作，有压痛和反跳痛，但不如阑尾炎那般严重，痛点亦不固定。血常规：白细胞可增加，偶见淋巴细胞，单核细胞比例增加。

2. 调理方法

（1）脾胃手法。

（2）肘尖、神阙或在点穴反应点艾灸。

3. 病案 患儿，女，4 岁，2016 年 9 月 24 日因腹痛就诊。主诉：一年前开始上幼儿园，身体变差，容易生病，2016 年 4 月诊断为肠系膜淋巴结炎；近几个月发烧频繁，伴腹痛、咽痛，平时腹痛时间短，恢复快，发烧时加重，大便次数增多；口渴多饮，尿频，吃饭一般。现腹痛时作，伴咽部不适。

治疗方案：脾胃手法加艾灸肺俞、脾俞、胃俞和神阙。脾胃手法：全腹部结节颗粒感明显，肚脐周围疼痛明显，后背膀胱经上段疼痛明显。灸肺俞：淡红有细小汗珠，1 小时消净。脾俞、胃俞淡红，有汗，1 小时 20 分钟消净。灸神阙：5 分钟变红，15 分钟深红，无汗，较干，1 小时渐消，呈网格状，1 小时 30 分钟未消净。灸程还未结束孩子就说肚子不疼了，予健脾方。

次日回访：当天做完，腹痛即消失。

在现代临床中，常在痛侧的肘尖艾灸，效果比单用神阙效果更佳。《奇效良方》也记载：肘尖两穴，在手肘骨上是穴，屈肘得之。治瘰疬，可灸七壮。故而在阑尾炎、肠系膜淋巴结炎、各种淋巴结肿大的疾病中，灸肘尖疗效甚佳。

（四）阑尾炎

1. 临床表现 先出现脐周或上腹部疼痛，一般 4~6 小时出现转移性右下腹疼痛，可发伴有发热、恶心、呕吐、腹胀等胃肠道反应。

2. 查体

（1）血常规：白细胞可增多，伴有中性粒细胞增多，也有仅见中性粒细胞增多的患者。

（2）麦氏点压痛、反跳痛（麦氏点即右髂前上棘与脐连线的中、外 1/3 交界处）。

3. 调理方法

（1）脾胃手法。

（2）艾灸肺俞、大肠俞、肘尖和点穴反应点。

4. 病案 患儿，女，5岁，2017年6月26日就诊。症见：体温38.5℃，呕吐，腹胀，右下腹压痛、无反跳痛，两日未大便。

治疗方案：脾胃手法，灸肺俞、大肠俞和神阙。灸程反应：肺俞10分钟淡红，30分钟汗出，出现小水珠，1小时水珠变大，1小时25分钟退净；大肠俞15分钟变红，向八髎穴传导，35分钟潮红，1小时粉红，1小时20分钟消净；神阙10分钟脐周变红，25分钟粉红，1小时30分钟消净。

2017年6月27日上午就诊时，右下腹疼痛拒按，体温37℃，余无不适；去医院检查，白细胞计数17×10^9/L，B超显示有积液。

治疗方案：灸肺俞、大肠俞、肘尖和神阙。灸程反应：肺俞10分钟汗出，25分钟汗消，1小时20分钟汗止。大肠俞10分钟汗出，25分钟左右变红，1小时20分钟全净为肤色。左侧肘尖5分钟泛红，15分钟传到小臂，40分钟按腹部不疼，1小时5分钟消净；右侧肘尖10分钟泛红，20分钟向大臂传导，1小时20分钟消净，艾灰黑成块。神阙5分钟泛红，30分钟粉红，45分钟开始消，1小时止。

2017年6月28日回访：已好，食欲佳。

5. 注意事项

（1）不要吃油炸、油腻之品，以防阻碍脾胃之气恢复。

（2）不要吃冷饮、瓜类等寒凉之品，以防进一步损伤肺脾之气。

（五）小儿挑食

1. 临床表现 挑食、食量减少，体重不增甚至减轻，严重的导致发育迟缓。

2. 查体 微量元素缺乏（缺铁、锌、硒、钙等）。

3. 调理方法

（1）脾胃手法。

（2）艾灸神阙、脾俞、胃俞，1周1次。

4. 病案 患儿，女，1岁，2017年4月26日就诊。症见：不喜饮食，加辅食障碍，面色发黄，口周甚，夜间哭闹。

治疗方案：脾胃手法，灸脾俞、胃俞和神阙。灸程反应：脾俞、胃俞15分钟变红，向八髎穴传导，35分钟潮红，1小时粉红，1小时20分钟呈网状；神阙10分钟脐周变红，25分钟粉红，1小时30分钟呈网状。

灸3次后，孩子面色好转，无哭闹，可以加辅食；灸4次后改成每10天灸一次。

5. 注意事项

（1）不要吃油炸、油腻之品，以防阻碍脾胃之气恢复。

（2）不要吃冷饮、瓜类等寒凉之品，以防进一步损伤肺脾之气。

（3）注意卫生，尤其是吃东西前洗手。

（六）婴幼儿食物过敏

病案 患儿，男，6月龄，2015年10月30日就诊。患儿自出生就起湿疹，脸上身上都可见，只能喝脱敏奶粉。此次发作，因为加辅食（小米油和米糊）导致面部湿疹遍布。就诊时面部湿疹遍布、瘙痒。

治疗方案：灸百会和肺俞。灸时肺俞色红并向风池传导，脸上湿疹增多。

10月31日回访：湿疹减退，大便增多至3次/日，质稀。此次灸百会、肺俞、脾俞、胃俞。百会穴微微出汗；肺俞穴左侧较红，30分钟左右红传向风池、风府，25分钟后消红；脾胃俞灸至15分钟变为土黄色，灸至40分钟为红色，灸至55分钟呈网状，80分钟后消成粉色，伴有面部瘙痒。

11月1日回访：大便1次/日，质黏稠。方案如昨日。面部湿疹始消，在灸的过程中，孩子睡到40多分钟被痒醒。

11月2日回访：昨日灸完未大便。面部两侧湿疹消失，本次施灸全过程孩子没有挠脸。休息两天再来，并建议再次查一下过敏源情况。

11月5日回访：大便黏稠如糊，1次/日。面部湿疹只有痕迹，由于给孩子添加辅食，灸时孩子偶尔会抓下脸，但是全程没醒，并且灸疗时间缩短。查体报告显示已无过敏。

检查结果只代表临界阈值，结果阴性只代表体质增长，不代表孩子已经完全正常，仍需要继续定期艾灸提高抵抗力，此患儿以后每半个月艾灸一次，直至2016年立春，2016年全年基本不再过敏，现在已经正常饮食。

八、疱疹性咽峡炎

1. 临床表现 骤起高热伴有咽喉痛、头痛、厌食，并常有颈、腹和四肢疼痛，婴儿患此病时常发生呕吐和惊厥，起病2日内口腔黏膜出现少数（很少多于12个）小的（直径1~2mm）灰白色疱疹，周围绕以红晕，多见于扁桃体前部，但也可位于软腭、扁桃体、悬雍垂、舌部等，在以后的24小时内水疱破溃变为浅溃疡，直径一般在5mm以下，1~5日内愈合。并发症少见，一般7日内消失。

2. 病案 患儿，男，1岁半，2015年10月14日因疱疹性咽峡炎发热2天、纳呆，经医院治疗无效后就诊。就诊时体温39.1℃，咽后壁可见大小不一的溃疡面7~8处。

治疗方案：艾灸肺俞和百会。8分钟后肺俞和头部开始汗出如流，15分钟汗始消，1小时皮肤颜色由淡红转为正常，汗出消。患儿临走时体温37.1℃。

10月15日就诊时家长代述发热未作，胃口转好，查体，咽后壁可见3处溃疡面。效不更方，灸时仅见潮热汗出，但以肺俞为中心有直径10cm的深红色改变，1小时左右肤色正常。

10 月 16 日就诊时诉饮食正常,咽后壁溃疡大部分收口,精神尚可。家长要求巩固治疗,继续上述治疗,30 分钟结束治疗,未见汗出,肤色变化不明显。

10 月 17 日回访,诸症消失,体温、饮食正常。

九、手足口病

1. 临床表现 手足口病潜伏期为 3~5 天,有低热、全身不适、腹痛等前驱症。1~2 天内口腔、咽、软腭、颊黏膜、舌、齿龈出现疼痛性粟粒至绿豆大小水疱,周围绕以红晕,破溃成小溃疡,由于疼痛,常流涎和拒食。同时手足亦出现皮疹,在手足的背侧面和手指(脚趾)背侧缘、甲周围、掌跖部,出现数目不定的水疱。除手足口外,亦可见于臀部及肛门附近,偶可见于躯干及四肢,数天后干涸、消退,皮疹无瘙痒,无疼痛感。个别儿童可出现泛发性丘疹、水疱,伴发无菌性脑膜炎、脑炎、心肌炎等。一般经过良好,全病程 5~10 天,多数可自愈,预后好。

2. 调理方法 选穴上多肺俞和脾俞、胃俞同取,但因为病情不同反应会有差别,外感严重者会在肺俞周边有水珠出现,脾胃功能损伤者在脾俞、胃俞上有粉红、紫色、青紫等不同的皮肤颜色变化。

3. 病案 患儿,女,5 岁,2016 年 6 月 18 日就诊。症见:体温 37.8℃,咽部布满大小不等的水疱,已有小溃疡出现,右手靠近小指的手掌面有绿豆大小的 5 块红色皮疹、2 个水疱,精神不好,听诊肺部无杂音,舌苔白厚。

治疗方案:腹部点穴加艾灸肺俞和脾俞、胃俞。在艾灸过程中,肺俞出现大小不等的水珠,脾俞、胃俞皮肤出现深红色改变,而后自然消退。

患儿离开时体温已正常,嘱家长不要让患儿食牛奶、鸡蛋、海产品、辛辣等发物,最好每天吃 1 个猕猴桃,连吃 3~5 天。次日回访,咽部、手掌水疱已消,仅咽部发红,体温正常。

注意:①在猕猴桃的选择上,尽量选进口奇异果,口感要稍微甜一点,对溃疡面的刺激小点,比较容易被孩子接受。②国产的猕猴桃质量参差不齐,有的含激素水平太高。③猕猴桃味甘性寒,具有生津润燥、清热除烦、润肠通便的作用,但不可多食,多食腹泻。

十、荨麻疹

1. 临床表现 大小不等的风疹块损害,骤然发生,自然消退,瘙痒剧烈,愈后不留任何痕迹。笔者认为荨麻疹的问题无外乎皮毛和肌肉的问题,究其脏腑多责之于肺和脾胃。肺失宣发,腠理开阖失宜,邪气郁滞于皮肤则会出现皮疹,同时伴有咳嗽、流涕等症；同样脾失健运、胃失和降，导致肌肉气血失和，也会出现皮疹，这一类皮疹多伴有腹胀、纳呆等胃肠不适。

2. 病案

案一：荨麻疹（肺失宣降） 患儿，男，4 岁，2015 年 10 月 28 日因 2 天前患荨麻疹而就诊。患儿有过敏性咳嗽达一年半，就诊时干咳无痰，睡着（晚上和午休都有）时全身瘙痒，挠后呈云团状，以身体外侧和眼皮为重。

治疗方案：灸肺俞、百会和膻中。灸疗过程中，肺俞向风池穴处传导，变红，伴有后背瘙痒，膻中紫红成片，1.5 小时后消净，在 1 小时左右出现眼皮瘙痒，1 小时 20 分钟诸症开始消退。次日回访，患儿睡觉时荨麻疹未再发作，至 2015 年 11 月 28 日因外感就诊未再发作。

案二：荨麻疹（脾胃失和） 患儿，女，2016 年 4 月 12 日就诊。患儿自 4 月 10 日起遍身皮疹，遇热加剧，喜吃凉水果，服扑尔敏后倦怠嗜睡，醒后皮疹再发作的时间缩短、皮疹面积变大；就诊时风团块样的皮疹遍身而作，以胸腹部为甚，伴腹胀、纳呆。

治疗方案：先行脾胃手法，后灸巨阙和脾俞、胃俞。巨阙 15 分钟皮肤泛红，1 小时消退；脾俞、胃俞反复出现红点，2 小时消净。

次日就诊，家长代述皮疹未再发作，但夜间 11 时到凌晨 3 时咳嗽。继续用脾胃手法，后灸神阙和肝俞、胆俞。次日回访，诸症皆无。

案三：慢性荨麻疹（肝脾不和） 患儿，男，6 岁，2017 年 9 月 2 日就诊。家长代述，因吃鱼虾后又受凉，出现体侧、腹部起风团块，高起皮肤，颜色不变，自行消退。最近脾气暴躁，就诊时体侧及后背刺痒。

治疗方案：艾灸肺俞和肝俞、胆俞。肺俞 10 分钟变红，30 分钟加深，55 分钟减轻，95 分钟止净。肝俞、胆俞 15 分钟泛红，40 分钟呈网格状，70 分钟减轻，95 分钟止净。肝俞、胆俞点穴疼痛感明显，有硬结。灸程中，左边肩膀、身体左后方（肋区）有个别疹子，无瘙痒，皮肤色，大小如丘疹，高出皮肤，稍硬。灸程结束前 15 分钟疹消，全程无瘙痒刺痛感。

9 月 3 日上午皮疹又作，灸程刚开始，左侧身体（肋区）有个别疹子，大小如丘疹，皮肤色，不痒；大椎处稍大（直径 7mm 左右），灸前无瘙痒刺痛感，均高出皮肤，稍硬。肺俞 15 分钟变红，40 分钟加深，95 分钟净，2 小时 30 分钟止净。肝俞、胆俞 10 分钟泛红，30 分钟扩散，70 分钟消，2 小时止。中途，左侧疹子稍减，大椎处疹子变大（瘙痒感明显，患儿有抓挠现象）后，右侧后部（肋区）、右侧肩胛骨区域、颈前右侧、右额头均起疹子，大小不一，均高于皮肤，肤色不变（彩图 7）。灸程结束后，除身体右侧后部、头部（头发里）外，疹子基本消净（彩图 8）。

2017 年 9 月 4 日，患儿身上前面有个别疹子（大小如丘疹），高出皮肤，小腹部有风团，大小不一，最大直径 4mm 左右，高出皮肤（见彩图 9），稍有瘙痒感。

治疗方案：灸肺俞、肝俞、胆俞、曲池、膻中、关元。肺俞、肝俞、胆俞 10 分钟微红，40 分钟呈网格状，90 分钟止净。双曲池 15 分钟泛红，40 分钟向上传，70 分钟左消、右有残余。膻中 15 分钟变红，40 分钟扩散，80 分钟净。关元 5 分钟泛红，30 分钟扩散，50 分钟消，80 分钟净。灸程中，身体前部（肋区、腹部）两侧皮疹呈云团状，高出皮肤，较硬，瘙痒，无刺痛。前颈部有风团，头部少量，小腹部渐消，后背部消净，腹部两侧未消净且连成一块，质地较来时柔软很多。休息半小时后皮疹全无。

2017 年 9 月 5 日回访，皮疹未再发作。10 月 8 日其父来治疗落枕，再次回访，患儿荨麻疹未再发作。

3. 注意事项

（1）汗出避风。

（2）1 周之内，不要吃鸡蛋、酸奶、油炸、油腻之品，以防阻碍脾胃之气恢复。

（3）1 周之内，不要吃冷饮、瓜类等寒凉之品，以防进一步损伤脾胃之气。

（4）帮助患儿学习认知情绪，并学着调控情绪。

患儿身上的所有皮疹均高出皮肤，但肤色不变，说明无热。患儿的体质偏阳气不足，故加膻中和关元；大部分皮疹在上半身，曲池为治疗上半身皮肤病的特效穴，用一次，显效。艾灸治疗小儿荨麻疹要比成人见效快、疗效持久，这可能与成人受情志影响大、病程久有关。

十一、湿疹

1. 临床表现 皮损初为多数密集的粟粒大小的丘疹、丘疱疹或水疱，基底潮红，逐渐融合成片。由于搔抓，丘疹、丘疱疹或水疱顶端抓破后呈明显的点状渗出及小糜烂面，边缘不清。如继发感染，炎症更明显，可形成脓疱、脓痂、毛囊炎、疖等，自觉剧烈瘙痒。好发于头面、耳后、四肢远端、阴囊、肛周等，多对称分布。

2. 查体

（1）血常规检查无特异性，血液中嗜酸性粒细胞可能增加。

（2）皮肤出现大小不等的皮疹、丘疹、水疱，瘙痒剧烈。

3. 调理方法

（1）普通急性湿疹：艾灸曲池、肺俞。

（2）慢性湿疹：先在患处附近找络脉刺血，再艾灸脾俞、胃俞、委中、曲池。

4. 病案

案一：急性湿疹 患儿，男，1 岁半，2017 年 6 月 17 日就诊。其母亲代述，1 周前左小臂先有粟米样皮疹，慢慢成片，现有红色风团样皮疹高出皮肤不能自消。2017

年6月16日中午嘱其母亲用艾条灸曲池后，颜色变淡，腹泻3次。2017年6月17日上午，腹泻2次，第二次稀，舌苔厚腻。

治疗方案：用姜汁（温）涂于皮疹及双曲池，艾灸肺俞、大肠俞、神阙，另灸曲池20分钟。灸程如下：肺俞10分钟淡红，55分钟消净。大肠俞5分钟淡红，30分钟5cm×5cm深处粉色，55分钟消净。神阙5分钟淡红，10分钟从中脘到关元深粉色，50分钟渐消，1小时15分钟神阙至关元粉红未消净。曲池，艾灰黑而成块。

案二：慢性湿疹 患儿，女，11岁，2017年7月28日因全身瘙痒就诊。家长说自患儿2岁开始就经常皮肤瘙痒，吃鱼虾或者阴天下雨会加重。就诊时全身瘙痒，腘窝和肘窝最甚，腘窝和肘窝有皮屑，基底潮红，高起皮肤，边界清楚。

治疗方案：艾灸肺俞、双曲池。双曲池灸疗时皮肤颜色无变化，但艾灰色黑成块；肺俞10分钟皮肤颜色变红，40分钟时艾球无烟有灭火的倾向，将艾灸仪移离身体，复燃，1小时20分钟止，艾绒未燃尽。

2017年7月29日继续上方案，加胃肠点穴，肺俞的艾球没有再熄灭，1小时20分钟燃尽，曲池皮肤开始变红，左侧曲池向大臂传导，右侧局限在曲池部位有直径5cm的皮肤变红，而后消退。

2017年7月30日继续上方案加胃肠点穴，肺俞皮肤从变红到消退，1小时10分钟止；曲池变红明显，但最后未消净。

2017年7月31日患儿自述白天基本不痒了，但患儿父亲说晚上睡着了仍会挠肘窝和腘窝，胃肠点穴加艾灸中脘。休息1周后，8月7—10日继续胃肠点穴加艾灸肺俞、脾俞、胃俞和曲池。最后只剩下腘窝和肘窝偶尔痒，夜间发作次数多，白天很少痒。但8月11日因吃冷饮腹泻。8月12日就诊时，腹泻，脐下1寸痛、拒按，腘窝痒，在腘窝和肘窝附近有细小的络脉。治疗方案：在腘窝和肘窝附近刺络放血，胃肠点穴，艾灸肺俞、三焦俞和阴交穴。

2017年8月13日就诊，患儿诉自昨天灸完，肘窝和腘窝只痒一次，腹泻未再发作。继续昨天方案，巩固治疗一天。

2017年10月2日就诊，全身痒未再发作，右侧腘窝和右侧肘窝偶尔会痒。治疗方案：在右侧肘窝和腘窝刺络，艾灸右侧腘窝。

半个月后回访，痒未再发作。2018年2月5日因胃肠不适就诊，自述困扰其将近10年的湿疹未再发作，皮肤颜色也基本恢复正常。

此患儿是湿疹伴有外感风寒直中胃肠，所以加大肠和神阙。单纯上半身湿疹，只用曲池和肺俞即可。曲池为手阳明经之合穴，大肠与肺相表里，肺主皮毛，故本穴不但能疏散表热，还能清解里热，具有清热解毒、凉血祛风、消肿止痛之功。曲池被倪海厦老师称为上半身的消炎穴，肚脐以上皮肤问题均可使用。如果是头面部的皮肤问题（痤疮、粉刺、斑），每天艾灸合谷和曲池，一天半个小时，一周明显见效。《千金要方》载：举体痛痒如虫噬，痒而搔之，皮便脱落作疮，灸曲池二穴，随年壮，发即灸之神良。《千金翼方》载：瘾疹，灸曲池二穴，随年壮神良。

第二节　成人常见疾病

一、咳嗽

（一）普通感冒咳嗽

普通感冒导致的咳嗽主要包括肺咳、脾胃咳、大肠咳、三焦咳，具体内容可参见小儿疾病。

（二）心咳

《素问·咳论》说："五脏六腑皆令人咳，非独肺也。"又说："心咳之状，咳则心痛，喉中介介如梗状，甚则咽肿喉痹。"这一类病证在城市中很常见，人们工作压力大，生活节奏快，生存成本高，常处于疲劳的亚健康状态，对于心气的伤害相对比较大。

1. 临床表现　咳嗽，心胸憋闷，甚至疼痛，有患者自述嗓子眼儿像堵着一块东西一样难受，有的会有咽喉肿痛（扁桃体发炎）或者喉部肿大、呼吸困难（喉炎）等症状。

2. 调理方法

（1）咳嗽，心胸憋闷，艾灸厥阴俞和膻中。

（2）咳嗽，心口窝痛，艾灸厥阴俞和巨阙。

（3）咳嗽，心胸憋闷，伴有咽喉肿大（扁桃体炎、喉炎），艾灸肺俞、膻中和患侧肘尖。

3. 病案　王某，男，38岁，2018年1月5日就诊。自述心口憋闷，偶有刺痛，持续1周，自昨日起咽喉肿痛，自服小柴胡颗粒，无效。查体，右侧扁桃体Ⅱ度肿大，舌苔薄白，舌尖红，脉寸浮数无力。

治疗方案·感冒手法，艾灸百会、厥阴俞和右侧肘尖。在用感冒手法时，发现胸2到胸5有明显的皮下硬结。艾灸厥阴俞5分钟皮肤微红，10分钟略深，50分钟退净；百会除了温热无其他感受；艾布色黄边稍灰，艾油丰富。

患者自述灸完咽喉疼痛感减轻8成。次日回访，一次而愈。

（三）膀胱咳

膀胱咳早在几千年前的《黄帝内经》中就有记载。这一类病证多见于产后、劳累、年老体虚的人。

1. 临床表现　常因疲劳、年老体弱又逢外感所引起。咳嗽时伴有小便出，或打喷嚏、大笑时小便出，一般无发热、流涕、鼻塞。

2. 调理方法　艾灸肺俞和中极穴。

3. 病案　蒲某，女，60 岁，2014 年 11 月 12 日就诊。患者自述咳嗽半月余，自服小柴胡颗粒、风寒感冒颗粒、止咳糖浆等，无效。听闻吃萝卜可以止咳，但吃萝卜后出现咳嗽、大笑或用力时遗尿，伴乏力。

治疗方案：艾灸肺俞和中极。艾灸过程中肺俞皮肤色红而消，中极穴皮肤色红，最后呈网状不消，连续治疗 3 天后咳嗽消，用力时不再遗尿。嘱其用生黄芪 3g 泡水喝5 天。

4. 注意事项　此类病证多见于气虚之人，可补气，不可泄气。萝卜可以降肺止咳，适合实证。此类病证吃萝卜非但不能减轻咳嗽，反而会加重病情。药食本同源，不可妄听传言自行实验式治疗。

（四）慢性咳嗽

1. 临床表现　慢性咳嗽以咳嗽变异性哮喘最为常见，该病以咳嗽为唯一症状，临床特点缺乏特异性，常以长期顽固性干咳为其临床症状，多在吸入刺激性气味、冷空气，接触变应原，运动或上呼吸道感染后诱发，部分患者没有任何诱因。该病多在夜间或凌晨加剧。有的患者发作有一定的季节性，以春秋为多。

2. 病案　姜某，女，60 岁，2016 年 8 月 18 日因干咳反复发作持续 2 个月就诊。患者开始时仅见夜间干咳，现遇冷空气或刺激气味就会干咳，有糖尿病史 16 年，无其他不适。

治疗方案：施以感冒咳嗽手法后，灸肺俞和脾俞、胃俞。次日就诊自述仍夜间咳嗽，遇冷空气咳嗽减轻。改用脾胃手法，灸关元。关元 10 分钟即红，25 分钟潮红，35分钟呈网状，1 小时未消净。患者次日就诊自述夜间已无咳嗽，继续灸关元一天，嘱其一周后再灸一次。

二、孕早期疾病

（一）孕早期急性胃肠炎

孕早期由于怀孕母体需要适应，往往会出现倦怠乏力、嗜睡、易外感、胃肠不适等。孕早期对于胎儿来说又是一个极其关键的时期，此阶段胎儿迅速成长，神经大脑和重要脏器也在发育，所以很多孕妈妈面对孕早期的身体不适，多采取忍耐的解决方案，但孕早期的某些疾病用艾灸治疗还是安全有效的。

某患者，女，26 岁，2015 年 12 月 16 日就诊。患者孕 8 周，自述午饭后呕吐一次、腹泻两次、腹痛。

治疗方案：脾胃手法，灸中脘。在点穴时发现中脘硬结成块，有明显水声下行后腹痛减轻；中脘，20 分钟起红，1 小时色黑，1 小时 30 分钟后消成网状红白相间止。次日回访，诸症皆消，无不适。

（二）孕早期感冒

1. 临床表现 参考普通感冒。

2. 病案 王某，女，2017 年 9 月 23 日因感冒就诊。患者孕 11 周，就诊时咽痛，左侧扁桃体肿大，鼻塞。

治疗方案：艾灸百会、肺俞和左侧肘尖。灸疗过程中，百会感觉温热，肘尖反应明显，10 分钟即向上臂传导，25 分钟后停止传导。患者做吞咽动作，咽痛减轻 80%，鼻塞消但鼻孔干，嘱其服用养阴清肺丸 2 日。

三、人乳头瘤病毒阳性（子宫癌前病变）

1. 临床表现 人乳头瘤病毒（HPV）阳性是指对人乳头瘤病毒的判断标准，HPV 阳性代表经检测发现感染 HPV 病毒。HPV 是一种 DNA 病毒，人类是 HPV 唯一的宿主。HPV 进入机体皮肤黏膜后，主要潜伏于表皮内基底细胞间，一旦时机成熟它就会致病。目前为止，科学家已经发现它有 60 多个亚型，不同的亚型导致不同的疾病。某些 HPV 病毒型被分类成"高风险"病毒，因为它们引起细胞变异，并且可以导致生殖器官癌症，如子宫颈癌、阴道癌、阴茎癌。

2. 病案 朱某，女，35 岁。患者近 3 年妇科查体 HPV 阳性，最近一次是年初检查 HPV3.8，月经量少，色暗，白带正常，无其他不适。其 2 年前做过宫颈的激光手术，术后半年查体 HPV 再次阳性，医院给出的方案是定期复查，防止癌变。

治疗方案：先查体发现生殖系统周围无明显痛点，仅艾灸关元穴，每周一次。

2016 年 6 月 18 日和 6 月 26 日灸疗过程中发现，关元明显泛紫红且留下较深的痕迹。艾烟滤网无艾油，色淡。

2016 年 7 月 2 日，艾灸关元，15 分钟变红，35 分钟潮红，50 分钟潮红渐退，1 小时 30 分钟泛红痕迹未消净。艾烟滤网艾灰发黑，无艾油。回访时患者自述经量略有改变，颜色发亮。

2016 年 7 月 24 日，艾灸关元，20 分钟皮肤变红，45 分钟皮肤变红呈条索状，1 小时 10 分钟未消净。过滤网颜色变黄，开始出现艾油。

2016 年 7 月 30 日，艾灸关元，15 分钟变红，45 分钟呈网状，1 小时 10 分钟未消净。过滤网的艾油明显增加。（彩图 10）

2016 年 8 月 6 日回访，经期由原先的 3 天拉长至 6 天，经量未改变，HPV 指标已正常。

以后调理改成 2 周一次，以维持疗效，半年后复查（2019 年年初查体正常）。

四、过敏性鼻炎

参见小儿疾病——鼻炎。

五、急性腹痛

1. 临床表现 非器质性损伤的急性腹痛起病急，多有饮食不节制的诱因。痛甚时伴有恶心、呕吐、腹胀、手脚发凉、怕冷，甚至出冷汗。

2. 病案 高某，女，2016 年 5 月 24 日就诊。患者因饮食太杂（据其自述看网上说需要一天吃 30 种食物才能保证营养充分，故而饭后吃了各种坚果、水果、零食），出现腹痛、恶心、腹胀、手脚发凉、怕冷，而后冷汗出等症状，无发热、无呕吐。就诊时腹部痛得不能直腰。

治疗方案：脾胃手法，灸中脘。行脾胃手法时，阑门处有大结节；中脘处水声明显。中脘 20 分钟泛红，1 小时 30 分钟呈网状，但腹痛已消，嘱其节制饮食 3 天。

次日回访，诸症皆消。

六、急性胃肠炎

1. 临床表现

（1）有暴饮暴食或吃不洁、腐败、变质食物史。

（2）起病急，恶心、呕吐频繁，剧烈腹痛，频繁腹泻，多为水样便，可含有未消化食物，少量黏液，甚至血液等。

（3）常有发热、头痛、全身不适及程度不同的中毒症状。

（4）呕吐、腹泻严重者，可有脱水、酸中毒，甚至休克等。

2. 查体 体征不明显，上腹及脐周有压痛，无肌紧张及反跳痛，肠鸣音多亢进。

3. 调理方法

（1）脾胃手法。

（2）艾灸肺俞、大肠俞、神阙；若有发烧者，加百会。

4. 病案 患者，女，27 岁，2017 年 6 月 11 日就诊。主诉：近两日前多食冷饮、油腻之品，于今早腹泻两次，排水样便，精神萎靡，苔黄腻，体温 38.5℃。

治疗方案：脾胃手法加艾灸肺俞、大肠俞、巨阙和气海。脾胃手法：阑门、建里、中脘、天枢均有硬结。定喘、肺俞、脾俞、胃俞有结节点。巨阙 5 分钟泛红，15 分钟微粉，30 分钟粉红，45 分钟网格状红，50 分钟开始消退，1 小时 20 分钟止，留有约 3cm×3cm 网格状粉红点。患者自述艾灸全程很热，无汗。气海 5 分钟泛红，15 分钟微粉，30 分钟传至脐周，脐周开始泛红，45 分钟与脐周连成一片，1 小时开始消，1 小时 30 分钟止。气海处留有黄豆粒大小红点。百会灸 40 分钟，灸时头皮微微发热，但患者自述不热。肺俞 5 分钟泛红，20 分钟潮红上传至定喘，1 小时 10 分钟深红，出现黄豆粒大小的两个小水珠，1 小时 40 分钟开始消退，2 小时 30 分钟止，留有 3cm×3cm 的红点，灸时全程出汗不止。大肠俞 5 分钟泛红，20 分钟潮红，1 小时 10 分钟止，留有约 3cm×3cm 的红点。

次日回访，灸完回家晚上 8 时左右测体温 36℃，第二天略头晕、纳呆，无其他症状。隔 2 日又艾灸一次，痊愈。

七、急性腰扭伤

病案　患者，男，24 岁，晨起突然腰痛如折，腰部不能后伸，坐起时疼痛加剧，不能平卧。软组织松解后，疼痛减轻，但爬楼梯时腰痛加剧需要人扶持。艾灸关元后，疼痛明显减轻，可自己下楼，次日腰痛基本已无。

八、面瘫

1. 临床表现　口眼歪斜，患者往往连最基本的抬眉、闭眼、鼓嘴等动作都无法完成。

2. 病案　患者，男，35 岁，2016 年 3 月 11 日就诊。患者自觉右眼不适，眼底检查和脑部磁共振结果均正常。查体：右侧额纹、鼻唇沟消失，右眼睑下垂，听觉、味觉无异常。

治疗方案：肌肉松解加局部热敏灸（翳风穴和率骨穴）。

2016 年 3 月 11 日灸翳风，患者除了热感外无明显其他感觉，灸完后症状无明显改善。3 月 12 日灸翳风，面部有虫蚁爬行的感觉，灸完右眼睑自觉睁抬有力，鼻唇沟、额纹恢复正常。3 月 16 日灸翳风，感觉面部发麻，灸完第二天右眼睑无力感有反复。3 月 17 日灸翳风，面部有过电一样的感觉，灸完口眼歪斜基本恢复正常，仅有右眼睑稍有不适。3 月 18 日灸翳风，除了热，无明显其他感觉，灸完后仍有右眼睑不适感。3 月 21 日灸头侧阿是穴、率谷处，感觉面部发麻，灸完患者自觉无异样感。

附注：

（1）李建民老师曾仅用骨膜压揉术松解局部肌肉 14 天治愈过面瘫。此患者对于肌肉松解不如热敏灸敏感，但翳风是面神经的出口分叉处，在此治疗疗效甚佳，2 次就明显改善。但对于神经损伤的患者，7 天左右会有反复，类似"黎明前的黑暗"，而后诸症加速缓解。

（2）任之堂曾在多本书籍中提及用老鹳草 1~2 两，煎汤内服 8 天痊愈。

第八章　特殊灸疗

　　《素问·生气通天论》曰："夫自古通天者，生之本，本于阴阳。"故而阴阳平衡方为人安身立命的根本，调整阴阳、恢复阴阳相对平衡协调则为临床治疗各种疾病的根本法则。《素问·阴阳应象大论》言："善用针者，从阴引阳，从阳引阴。"《十四经发挥》载："人身之有任督，犹天地之有子午也……分之，于以见阴阳之不杂，合之，于以见混沌之无间。一而二，二而一者也。"下面介绍的特殊灸疗就是借鉴了针法的规律，用灸法来调理疏通任督带三脉来实现人体的阴阳平衡，从而达到治病防病目的。

　　在以往的特殊灸疗中，往往只注重对神阙穴和后背督脉进行灸疗，笔者在长期的艾灸临床中发现，现代社会物资丰富，人们摄入的热量多，体力劳动少，长期久坐等原因，导致腰腹部脂肪堆积，带脉气血郁阻，成为很多疾病诱发和加重的原因，如在灸任督二脉时，加上疏通带脉，会起到事半功倍的效果。由于本章是针对奇经八脉中的任脉、带脉和督脉进行灸疗的，为了方便，简称此特殊灸疗为奇脉灸。首先，奇经八脉与十二正经不同，既不直属脏腑，又无表里配合关系，其循行别道奇行，可以沟通十二经脉之间的联系，对十二经气血有蓄积渗灌等调节作用。而其中有腧穴的经络只有任督二脉，直接沟通二脉气血的就是带脉，故而选此三脉进行灸疗。《素问·骨空论》曰："任脉者，起于中极之下，以上毛际，循腹里上关元，至咽喉，上颐循面入目。"据《针灸甲乙经》及《医宗金鉴》等书载，任脉共有腧穴24个。由于任脉行于腹面正中线，其脉多次与手足三阴经及阴维脉交会，能总任一身之阴经，故有"阴脉之海"的称谓。任脉起于胞中，与女子妊娠有关，故有"任主胞胎"之说。《素问·骨空论》曰："督脉者，起于少腹以下骨中央……至少阴与巨阳中络者合……与太阳起于目内眦……挟脊抵腰中，入循膂，络肾……其少腹直上者，贯脐中央，上贯心入喉，上颐环唇，上系两目之下中央。"督脉行于背部正中，其脉多次与手足三阳经及阳维脉交会，能总督一身之阳经，故称为"阳脉之海"。督脉与任脉、冲脉相通，与足太阳膀胱经、足少阴肾经相合，联系心、肾、脑。据《针灸甲乙经》及《医宗金鉴》等书载，督脉共有腧穴28个。据《难经》及《奇经八脉考》中记载，带脉起于季胁，斜向下行到带脉穴，绕身一周，如腰带，能约束纵行诸脉。《儒门事亲》曰："冲、任、督三脉同起而异行，一源而三歧，皆络带脉。"带脉是全身唯一一条横行的经脉，对带脉的气血调节有助于加强任督二脉气血的流注、渗灌和疏通。故而通过艾灸督脉、任脉和带脉，可有效调节各脏腑的气血，从而达到阴平阳秘的健康状态。本章特殊灸疗所用仪器是笔者的专利灸疗仪（专利号：ZL2018216340914）。此奇脉灸分为两部分，一部分是作用于腹部的任带灸，一部分是作用于腰背部的督带灸。

第一节　任带灸

　　任带灸是作用于脐部、任脉（下起中极穴，上至巨阙穴）和带脉，综合了脐疗和普通艾灸的一种艾灸疗法。所谓任带灸，就是把药物用姜汁调成丸状塞于患者脐部，铺姜泥于任脉和带脉上，会涉及循行于腹部的肾经和胃经，隔姜泥点燃艾炷，利用艾的特性，激发经络之气，疏通气血，调理脏腑，保养胞宫，用以预防和治疗疾病的一种铺灸疗法。脐，中医又称"神阙"，它与人体十二经脉相连、五脏六腑相通，是心肾交通的"门户"。任脉行于腹面正中线，其脉多次与手足三阴经及阴维脉交会，能总任一身之阴经，为"阴脉之海"。其起于胞中，与生殖有关。带脉起于季胁，斜向下行到带脉穴，绕身一周，如腰带，能约束纵行的诸脉。任带灸主要用来治疗阴经气血凝滞、胞宫精室失养、中焦枢纽不利、下焦水液代谢失常所致的疾病（彩图11）。

一、灸疗部位

（一）神阙

　　从西医学解剖学角度来看，肚脐周围有脐周静脉丛，是肝门静脉和腹壁下静脉的交通连接处，而此处的血管也最表浅，最有益于药物的吸收，故而常以此处作为治疗部位。

　　从中医角度看，神阙穴与人体生命活动密切相关。单从"神阙"字意来说，神乃神明，阙则为门楼、牌坊，神阙顾名思义，为神明的居住之所。从我们出现在母体的那一天开始就与这个神奇的穴位有了不可分割的关联。母体中的胎儿是靠胎盘来呼吸的，属先天真息状态。婴儿脱体后，脐带即被切断，先天呼吸中止，后天肺呼吸开始。而脐带、胎盘则紧连在脐中，没有神阙，生命将不复存在。一旦启动胎息功能，就犹如给人体建立了一座保健站和能源供应站，百脉气血随时得以自动调节，人体也就健康无病。神阙位于与命门穴平行对应的肚脐中，是人体生命最隐秘、最关键的要害穴窍，是人体的长寿大穴。神阙为任脉穴，命门为督脉穴，二穴前后相连，阴阳和合，是人体生命能源的所在地，因此古人称二者为水火之宫。神阙穴是先天真息的唯一潜藏部位，人们通过锻炼可启动人体胎息，恢复先天真息能。

　　心"下系于脐"，肝"入脐中"，脾"上腹结于脾"，肺"入脐中"，肾通过带脉与脐相通,胃"下挟脐",胆通过督任带脉与脐相通;脐的深部直接与大肠连接,小肠"外附于脐上",三焦治在脐旁、脐下,膀胱出属带脉,故而通过带脉与脐相关联,从而实现了脐与五脏六腑之气相通。

神阙穴是任脉上部经脉气血的来源之处,是人体体表重力场的中心,对人体中的外表物质有强大的收引作用,任脉之气至此后皆缩合而降,成为气血灌注、沟通和调节的联络站。故而选神阙穴塞入药泥,借助艾灸的渗透和传导力,激发脏腑之气,调节人体阴阳平衡。

（二）任脉和带脉

《奇经八脉考》中记载:"任为阴脉之海,其脉起于中极之下,少腹之内,会阴之分……至中极（膀胱之募）……循关元（小肠之募,三阴任脉之会）,历石门（三焦募也）……会足少阳、冲脉于阴交（三焦之募）……会手太阳、少阳、足阳明于中脘（胃之募也）……巨阙（心之募也）……复出,分行循面……任脉之别络,名曰尾翳,下鸠尾散于腹。"由其详细的经络循行可见,任脉起于"中极之下,少腹之内",此处亦称之为"胞中",故而任脉主治"男子内结七疝,女子带下瘕聚"的"胞中"疾病,也就是现代医学的生殖系统疾病。任脉在腹部的穴位,从中极穴至巨阙穴,汇聚了六腑和心的募穴,募穴是脏腑之气纳藏、生化之所,脏腑元阴元阳化生之处。其中中极穴是膀胱的募穴,主阴血,《普济方·针灸》载其"治寒中腹胀""治妇人断绪,失精绝子……灸中极",主要用来治疗泌尿系统、生殖系统和腹部疾病;关元穴是小肠募穴,同时也是足三阴经与任脉的交会穴,自古多有关元穴治疗生殖系统、消化系统、泌尿系统、肺系疾病及神经系统疾病的记载。《备急千金要方》云:"妇人绝嗣不生,胞门闭塞……凡脐下绞痛……气淋……"皆可"灸关元"。《扁鹊心书》云:"小便下血……砂石淋诸药不效……灸关元……""老人气喘,乃肾虚气不归海,灸关元二百壮""中消病……当灸关元五百壮""中风失音……灸关元五百壮。"《灸法秘传》中载有尿血、五色带、胎漏均可灸关元而治。究其缘由,《素问·气穴论》认为此穴在脐下3寸,为人身元阴元阳关藏之处,故而为治疗诸虚百损的第一要穴。阴交穴为三焦募穴,是足少阴、冲脉之交会穴,因肾为阴,任脉为阴,冲脉为血海,三阴相交于此而为"阴交",统治冲、任、足少阴三脉之病。《针灸甲乙经》言其治"奔豚气上……不得小便""水肿""阴疝隐睾""惊不得眠""女子手脚拘挛、腹满、疝、月水不通"。任脉与太阳、少阳、足阳明交会于中脘穴,中脘为胃之募穴,同时又是八脉交会穴之腑会,是调节脾胃升降的枢纽。巨阙穴为心之募穴,巨阙单从字面释义为"巨大的门楼",其位置正当心之外围,处于心腹交界之处,若心为君城,此处则为至尊之门。在《针灸甲乙经》中明确记载了其可治"腹满暴痛,昏不知人""狂、妄言""心痛不可按""心腹胀满""惊悸少气"等。因此,巨阙穴下可调胃肠,上可治胸腹疾病,同时还可调养神志,犹如交通中上二焦的大枢纽。

带脉起于季胁，斜向下行到带脉穴，绕身一周，如腰带约束纵行诸脉。《奇经八脉考·气口九道脉》指出月经病、不孕症与带脉相关，"中部左右弹者，带脉也，动苦少腹痛引命门，女子月事不来，绝继复下，令人无子，男子少腹拘急，或失精也"。笔者在近10年的艾灸临床中发现，带脉在恢复胃肠功能、消除内脏脂肪、塑身美体、治疗不孕不育等方面疗效显著。

由以上经络气血循行的相关性及任脉腧穴的功效主治就可以看出，对于任脉和带脉的调理，上可以美容养颜，下可以调经止带，外可以塑身美体，内可以清理胃肠。

二、所需材料

中药末、凡士林、洞巾、姜、艾绒、打火机。中药末包括：①生殖药末：麝香、小茴香、当归、益母草、香附、冰片。②胃肠药末：丁香、肉桂、细辛、干姜、制附子、木香、苍术、白术、厚朴和白胡椒。

三、操作方法

1. 脾胃手法。

2. 铺上一次性洞巾。

3. 肚脐周围涂抹凡士林，将药末用姜汁调成丸状，放入神阙穴，在任脉（巨阙穴至中极穴）和带脉处架上灸疗仪，铺上姜泥，放上艾炷。

4. 从底部点燃由艾绒制作的艾炷（大小均匀，每个约6g）。

5. 连续灸2~4壮，以患者身上汗出为度。

四、适应证

消化系统疾病，如腹痛腹泻、胃痛、呕恶等；生殖系统疾病，如痛经、不孕不育、子宫癌前病变、前列腺疾病等；心血管疾病，如心动过缓、心慌、早搏等；情志病，如抑郁症、癔症等。

第二节　督带灸

古人云："宁事温补，勿事寒凉。"现代人往往反其道而行之。从小生活在空调、冰箱、冷饮无处不在的环境里，女性们更是为了美丽穿露脐装、露背装，大量使用寒凉药物，激素，贪食生冷食物，甚至常年穿裙子骑电动车，损耗了身体的阳气，造成免疫力低下，身体各系统功能失调，被寒凉所伤，而引发各种疼痛、亚健康、终身病、慢性病。督带灸是在盘龙灸、长蛇灸的基础上改良优化的铺灸疗法。该疗法是依据

《黄帝内经》"针所不为，灸之所宜""病虚寒者药灸之"的理论，通过灸药结合以温补脏腑经脉气血，起到培元固本、温通气血、祛寒除湿等功效，因其施灸面大、温通力强，非一般灸法所能及，是目前灸疗中灸量最大的灸法。该法可充分发挥温肾壮阳、行气破瘀、拔毒散结、祛寒利湿、通督止痛、调和阴阳的功效，对于女性的妇科疾病、易受凉体质疗效极佳，还能美容，提高机体防御疾病的能力。此外，其对男性生殖系统疾病，以及呼吸系统、消化系统、泌尿系统疾病都有显著疗效（彩图12）。

一、灸疗部位

背部正中和后腰半周，督脉大椎穴至腰俞穴，环腰半周。《难经·二十八难》言："督脉者，起于下极之俞，并于脊里，上至风府，入属于脑。"督脉总督一身之阳经，调节阳经气血，6条阳经都与督脉交会于大椎，带脉从督脉而出，阳维脉与督脉交会于风府、哑门，故督脉为"阳脉之海"，督脉是与脑关系最为密切的经脉。《素问·骨空论》曰："督脉者，起于少腹以下骨中央……与太阳起于目内眦，上额交巅，上入络脑，还出别下项，循肩膊内，挟脊抵腰中，入循膂络肾。"《灵枢·经脉》曰："膀胱足太阳之脉……其直者，从巅入络脑，还出别下项，循肩膊内，挟脊抵腰中，入循膂，络肾。"可见督脉与足太阳膀胱经循行路线重叠，均交巅络脑，挟脊入肾，因此，在使用督带灸时，视督脉、足太阳膀胱经为一体，以督脉穴位与足太阳膀胱经上背俞穴为主穴。胸腹之气与背俞穴联系密切，《灵枢·卫气》云："气在胸者，止之膺与背腧。气在腹者，止之背俞，与冲脉于脐左右之动脉者。"胸腹乃五脏六腑之居所，《灵枢·背俞》曰："五脏俞穴皆出于背者。"背俞穴内应五脏六腑，是脏腑之气输注于背的位置，故而铺灸督脉及膀胱经可以温补脏腑阳气、调整脏腑气血。

二、所需材料

助阳药酒（威灵仙、鸡血藤、全蝎、杜仲、血竭等用95%酒精泡7日）、一次性洞巾、灸疗仪、姜泥、艾炷（每个8g）、棉球、镊子、消毒。

三、操作方法

（一）开背

1. 推督脉（正脊柱），拇指交替推2~3遍（了解身体的结节，痛点）。

2. 推夹脊穴（3个方向）。用手拇指侧峰推夹脊穴，碰到结节重点处理。

3. 点拨或者平推膀胱经第一侧线。

4. 推肩胛骨处（3个方向），主要针对膀胱经第二侧线。

5. 搓大椎、八髎和至阳，感到热向四肢和胸腹部传导即可。

（二）操作步骤

1. **选择体位** 令患者裸背俯卧于床上。

2. **取穴开背** 督带灸开背手法。

3. **消毒** 以 75% 酒精棉球沿施术部位自上而下常规消毒 3 遍。

4. **涂抹姜汁** 沿施术部位涂抹姜汁。

5. **涂助阳药** 沿施术部位涂助阳药酒。

6. **放置灸疗仪** 将洞巾铺于背部，放置灸疗仪于洞巾上，并铺医用纱布于灸疗仪上。

7. **铺姜泥** 把姜泥铺在纱布上。

8. **放置艾炷** 在姜泥上面放置橄榄形艾炷，每个艾炷 8g。

9. **点燃艾炷** 点燃上、中、下 3 点，任其自燃自灭。

10. **换艾炷** 连续灸完 2~4 壮。

11. **移去艾灸仪** 灸完 3 壮后取下艾灸仪。

12. **轻擦灸处** 用湿毛巾轻轻擦干净后背。

13. **放疱** 灸后 4~6 小时自然起疱，第二天放疱。放疱时，以 75% 酒精棉球自上而下常规消毒 3 遍后，用消毒针头沿水疱下缘平刺，疱液自然流出，再以消毒干棉球按压干净（常规不会发疱，偶有体内湿气重的会有小疱）。

第三节　病案

一、生殖系统疾病

案一：不孕（滑胎） 阴某，女，已婚，33 岁，2014 年 11 月 12 日就诊。患者婚后七八年没有孩子，怀孕多次，但均在 3 个月左右时出现胚胎停止发育而流产。月经周期 28~30 天，行经 5 天，量可，但颜色略暗，伴有血块，经前伴有乳房胀痛、小腹坠痛，白带可，天气稍凉时手脚就会发凉。

治疗方案：每月督带灸一次。

第一次督带灸后，月经前小腹坠痛感基本消失，血坎量增加。第二次督带灸后，患者自述手脚已感觉温和，月经颜色已正常，不暗，基本没有血块。第三次灸到一半时，患者自述感觉有股气流从丹田向胸部冲。第四次督带灸后，全身温暖通畅。

2015 年 4 月 5 日回访，已怀孕。2015 年 10 月回访，怀孕 7 月有余，未出现任何异常。

案二：宫外孕术后　孙某，女，已婚。宫外孕术后 50 天盆腔积液，小腹冰凉，腹部硬结，平时出汗厉害。

治疗方案：每 4 周 1 次督带灸。

2017 年 7 月 12 日行第一次督带灸，灸后患者自述小腹没以前那么凉了。此后每月 1 次，第三次督带灸做完之后，回访时说平时出汗厉害的症状有所改善，腿部也没以前那么凉了。促排取卵后适逢第五次督带灸，做完后头痛、恶心、腹痛等促排症状均有很大改善，且艾布颜色改黑色为黄色，说明体内寒湿已祛除很多。

案三：月经异常　郭某，女，已婚。患者行经期间血块多，色深，小腹冰凉，白带异常。

治疗方案：督带灸。

2016 年 12 月 25 日行第一次督带灸，做完 3 次之后月经期血块减少，色比以前红，小腹温热，白带正常，患者自述感觉身体状态好。艾布也开始出现艾油。

二、产后病

案一：产后胸背冷痛　沈某，女，产后第 5 日就诊。患者产后因在病院走廊等待床位时受凉，导致后背一直有吹凉风感，且在两肩胛骨中间，约有一拳面积触之冰手，前面胸口处有冰块感。尤其是夜间哺乳时，后背自冒冷汗，用手触汗液冰凉，同时前胸口位置也开始发凉，伴出冷汗。哺乳后，自行手捂胸口保暖，捂完后手冰凉。

最初诊疗方案为热敏灸，施灸 4 次后，吹凉风感基本已无，前胸口处也不再冰凉，但后背仍感觉发凉。再次行热敏灸时患者告知昨天又一次着凉，感觉后背比以往凉，此次行灸后回到家中约两小时，后背又开始发凉，第二日改方案为督带灸。每月 1 次，至 2017 年 5 月时，后背已无冰冻感，自 2017 年 6 月至 11 月做督带灸时汗出增多，传感好。艾团燃烧充分，督灸第二日开始八髎穴的位置有类似过敏样的皮疹出现，1 周左右自愈。自 2017 年 12 月开始因感冒发烧治疗不及时，又出现了后背发凉，做督带灸时汗出不多，改成半个月一次督带灸，到 2018 年 1 月底，已无不适，1 月的两次督带灸八髎部位未再出现皮疹。（见彩图 13~彩图 15）从艾布的艾油和颜色也可以明显看出 2017 年 5~10 月的排寒效果明显，至 11 月艾布艾油充分，颜色焦黄，与患者的自我感觉良好正好吻合，但至 12 月感冒开始，艾布又一次呈焦糊色黑状，至最后一次艾布又开始出现艾油。2018 年 3 月 1 日约督带灸，患者自述已无不适。

案二：小产后身痛　王某，39 岁，2019 年 8 月 31 日就诊。自述 1 个月前因反复出差，太过疲劳导致小产，流产后未注意保暖，20 天后出现关节疼痛，四肢发凉，四肢关节见风就疼痛。患者就诊时气温 28℃左右，却穿长裤长衫，气短，乏力，易疲劳腰痛。督带灸第 1 壮时患者已睡着，艾灰黑，粘夹子。第 2 壮时汗出冰冷，手心汗黏。艾灰黑，不粘夹子。第 3 壮时汗出透衣，感觉关节缝有冷风冒出，双小腿也淌汗，热传至臀。艾布黑无油。2019 年 9 月 21 日气温 24℃患者穿裙子就诊。自述已无关节疼痛，不觉怕冷，仍多梦，胃肠有胀气感。任带灸时腹部汗出，全身温热但无大汗。艾布黑，艾油分布均匀。

案三：产后缺乳 高某，30 岁，2018 年 4 月 3 日就诊。产后 34 天，乳汁分泌不多，需要给孩子添加 2 次奶粉，每次 40ML，纳呆，食欲不佳，乏力、怕冷，抱孩子稍不注意即积奶。任带灸一次后食欲变好，当天乳汁分泌增多，孩子无须添加奶粉。

三、消化系统疾病

案一：腹泻 王某，男，53 岁，2019 年 9 月 10 日就诊。患者自述前天傍晚因吹空调、吃凉西瓜，昨天腹泻，一天 7 次，今天上午 9 时半就诊，已腹泻水样便 2 次，无恶心呕吐，纳呆，乏力，舌苔厚。任带灸点穴时整个腹部触之冰冷，天枢穴、中脘穴有硬结。任带灸到第 2 壮时头部和后背开始出汗，1 次而愈。

案二：消化不良 蒲某，女，63 岁，2018 年 10 月 24 日就诊。因吃海螺导致恶心，头晕，脘腹胀满，嗳气，不欲饮食，无腹泻，无腹痛，舌苔白厚。任带灸 1 次而愈。

案三：胃癌早期 张某，女，57 岁，2019 年 4 月 9 日就诊。因 4 月 4 日查体发现慢性浅表萎缩性胃炎伴疣状隆起，病理结果显示肠化（++），医院建议手术化疗，患者不想手术而来做任带灸。就诊时诉每天胃部都隐隐作痛，饥饿时加重，便溏，完谷不化，常由受凉或劳累诱发，胃脘疼痛厉害时自觉有根筋连着左侧头、前额及眉棱骨疼痛，甚至伴有头晕、恶心，严重时只能卧床。自述已经有 5 年夏天没有穿过短袖衣服和裙子了。每周 2 次任带灸，4 次任带灸后做一次督带灸。至 2019 年 4 月 23 日没有再出现胃脘痛。至 2019 年 5 月 5 日就诊，自述因假期在家吃了凉水饺，诱发呕吐、腹泻及胃脘疼痛，但一直没有出现胃痛连及头痛。艾布仍旧发黑，无艾油。每周 1 次任带灸，每月 1 次督带灸。至 2019 年 7 月 17 日各种不适已无，饮食正常，无须穿长衫出行。

四、情志病

赵某，37 岁，2018 年 3 月 26 日就诊。约一年前孩子断奶后流产一次，未经调养便出差工作，加上家庭压力，导致情绪抑郁，精神躁动，于半年前一次受惊吓后爆发各种症状。发病时心慌紧张，伴后背疼痛；全身发抖，四肢麻木、冰凉，心烦头晕，不定期发病，不发病时乏力厌食，打嗝。3 个月前以中药调理，并做各种检查和心理咨询均无果。就诊时，面色萎黄，神情淡漠，少气寡言并且渴不欲饮，体重 43kg，身高 163cm。1 周 2 次任带灸，未再有心慌、浑身发抖，改成 1 周 1 次任带灸维持疗效。至 4 月 16 日，第 5 次任带灸后，有食欲，但吃了消化不了，近日工作量略大，比较疲惫，心口窝有时会憋闷，面色红润，精神可。4月11日月经仅几滴、略黏，至今日为月经的第5日，量多色深。每周1次任带灸，第8次任带灸于2018年5月4日完成，告知想重返职场，最近感觉状态十分好，食欲也很好，体重已突破45kg。建议疲劳或心慌时，来做任带灸。一年后因饮食不节出现呕吐就诊，体重已经54kg，心慌背疼等症一直未再发作。

五、备孕

王某，女，28岁，2016年7月9日就诊。患者素体怕冷，婚后备孕期间查体发现蛋白尿（+++）。每月1次督带灸。3次督带灸后查体尿蛋白（-），而后常规督带灸每月1次，2016年11月27日最后一次督带灸做完后发现已经怀孕，于2017年8月顺利生产。

六、免疫系统疾病

案一：强直性脊柱炎 患者，男，15岁。患者因腰背痛难以俯仰，在齐鲁医院、省立医院及山东省中医院均确诊为强直性脊柱炎。2016年6月30日开始做督带灸，因为家住外地，只能每月来一次。督带灸开背时，整个后背疼痛难忍，做完3次督带灸后自述晨起腰痛缓解很多。自2017年7月30日调整了补阳药水，加入了麝香，增加了补阳药的渗透性，又做了3次后腰背疼疼可以忍受。

附注：此类患者的个体差异性很大，疼痛厉害者可以每月2次，甚至每周1次做常规保健。此患者坚持做了传统督带灸10次后基本已无疼痛，于2019年8月暑假再次因腹泻就诊，自述腰背痛未再加重，年初复查病情未发展。

案二：类风湿关节炎 刘某，女，66岁，2019年4月29日就诊。自述晨起手指发僵20年，天气冷或碰凉水即感手指关节疼痛，膝关节遇凉风则疼痛难以屈伸，不欲饮食。1周1次任带灸，3次任带灸后自述腿上轻快，膝盖也不疼了，但是上下楼梯或阴天仍然会膝盖痛。至2019年6月8日做完4次任带灸，自述阴天下雨也不觉得膝盖和指关节疼了，但是双臂和臀部仍有不适感。2019年7月8日做完第8次任带灸后自述感觉热从小腹传至腰和大腿，一晚上都有温热感。至2019年7月15日全身舒适，已无不适。

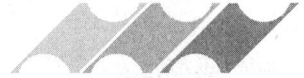

附 彩图

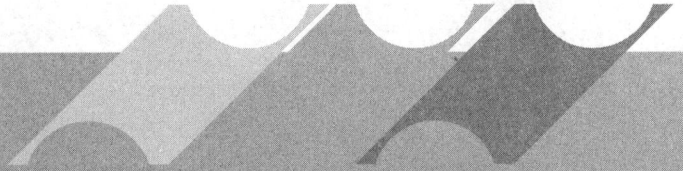

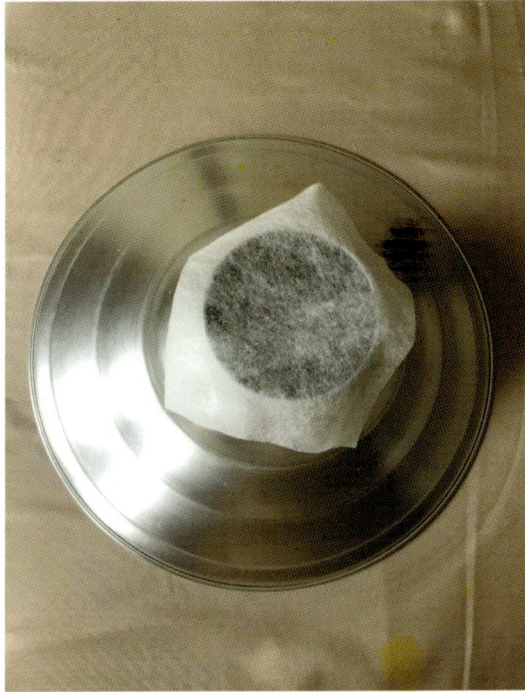

彩图 1　艾烟过滤网

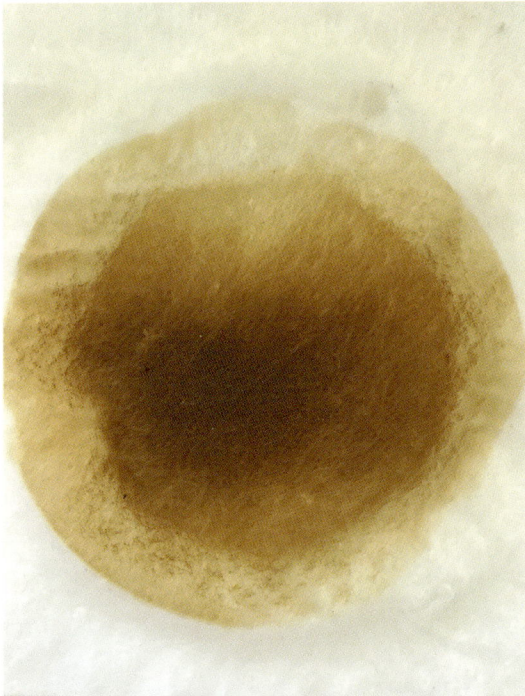

彩图 2　艾布色黑少油（寒邪轻而正气足）

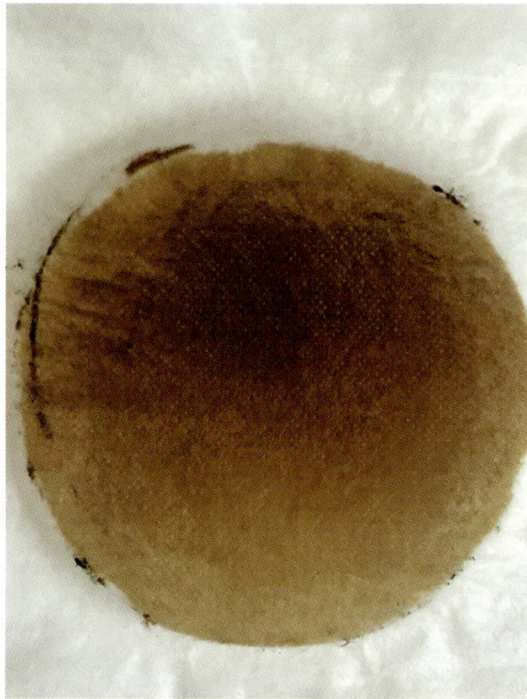

彩图 3　艾布色黑无油（正虚受凉）

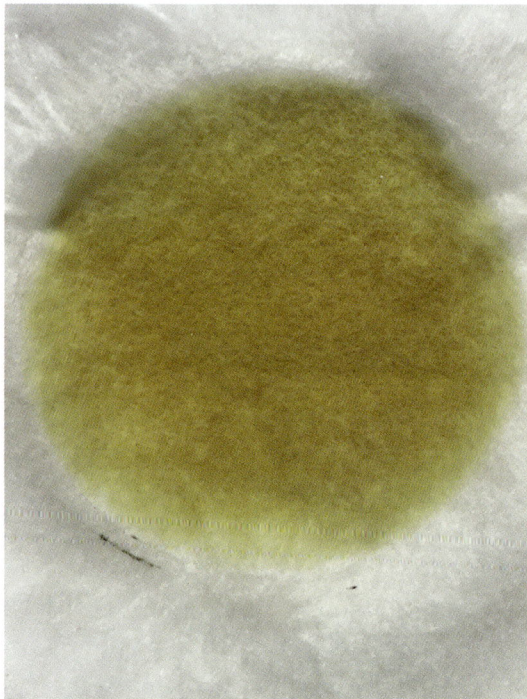

彩图 4　艾布色黄无油（正气不足）

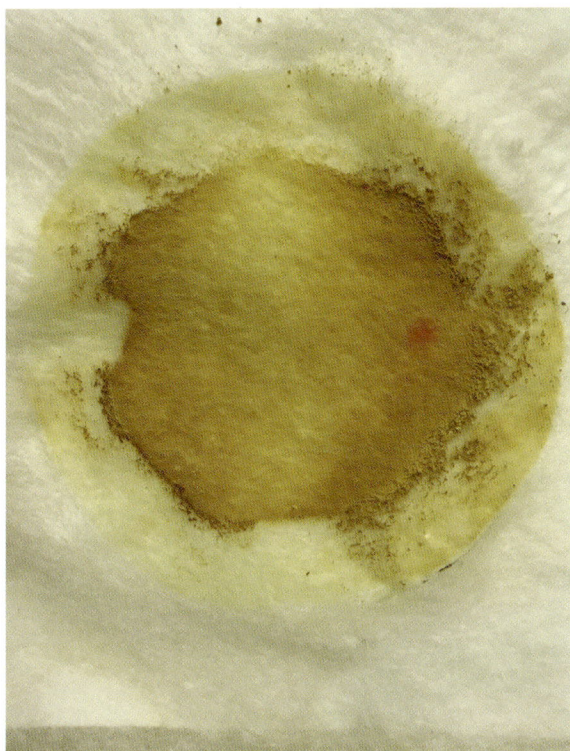

彩图 5　艾布色黄有油（正气充足）

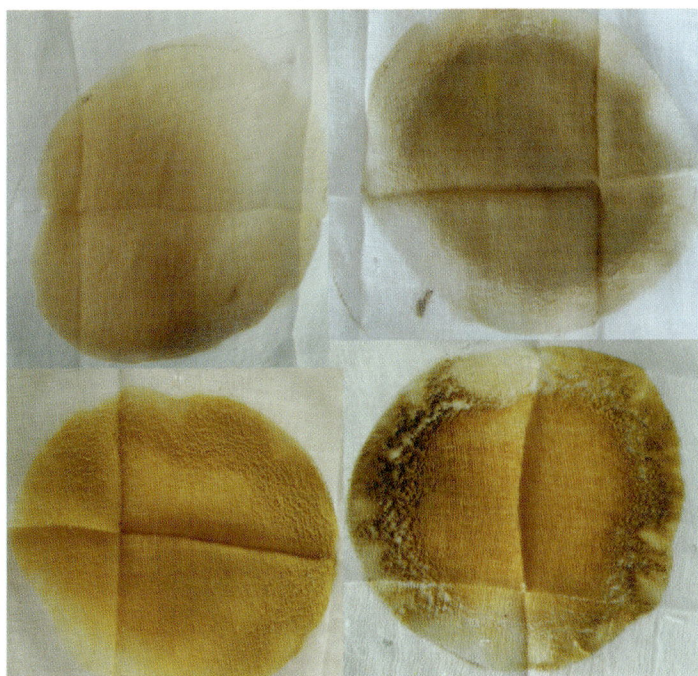

彩图 6　艾布艾油综合对比

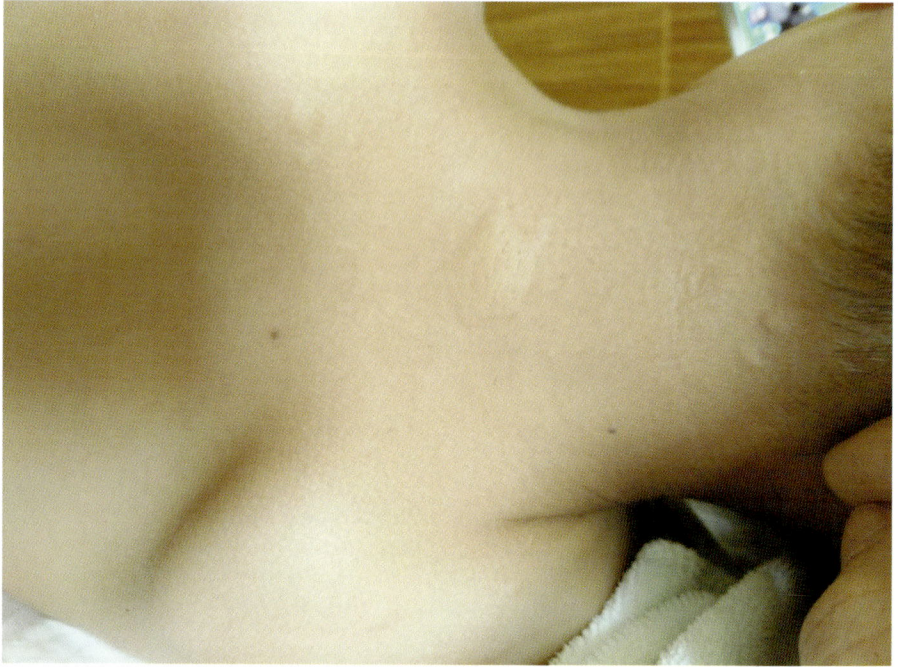

彩图 7　慢性荨麻疹 1

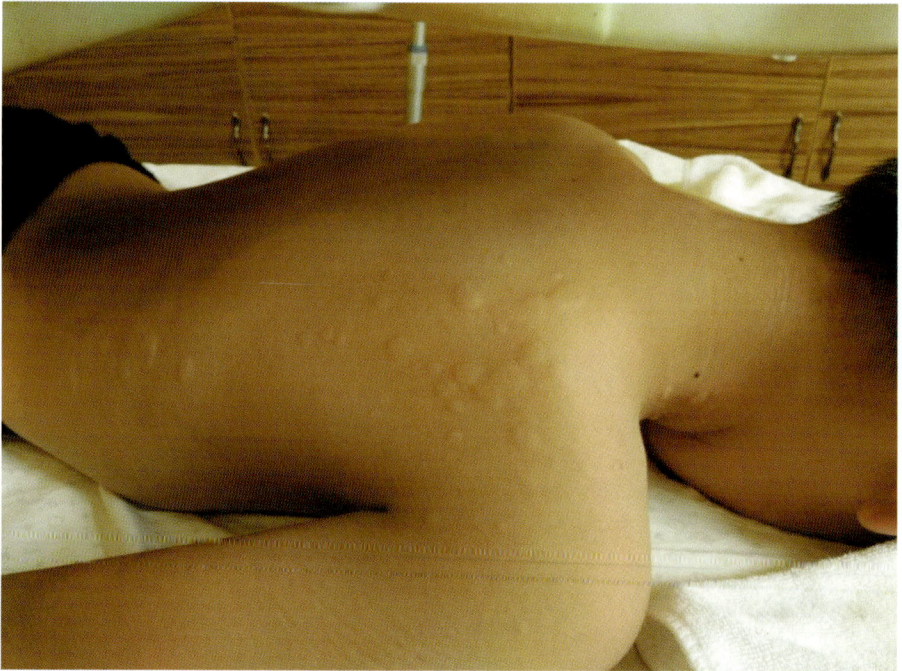

彩图 8　慢性荨麻疹 2

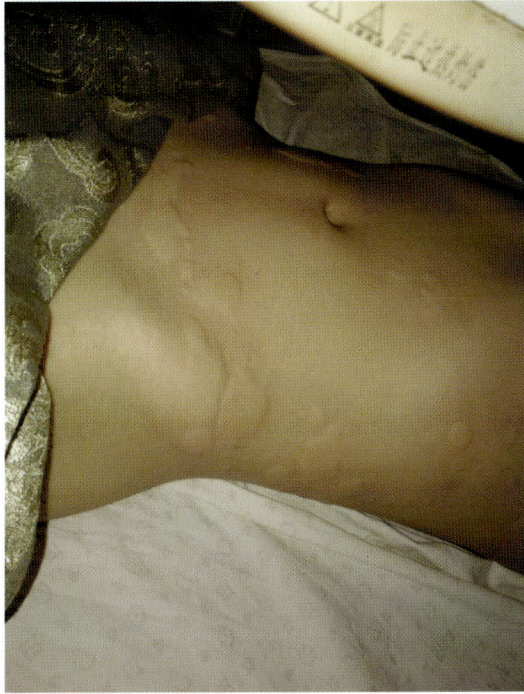

彩图 9 慢性荨麻疹 3

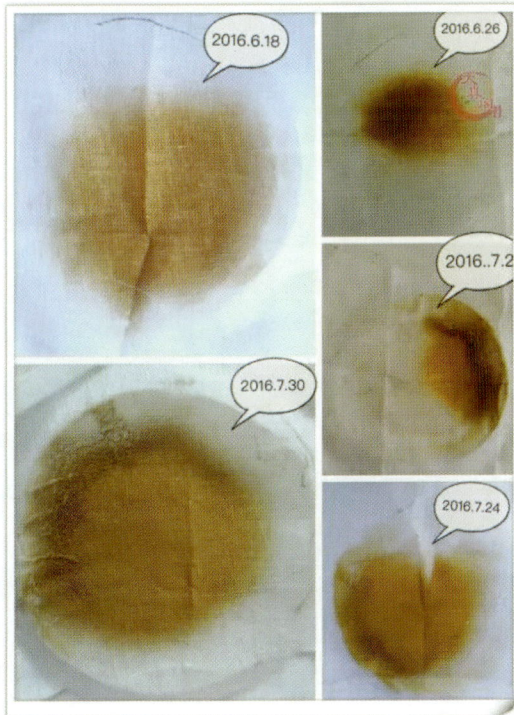

彩图 10 艾布艾油变化

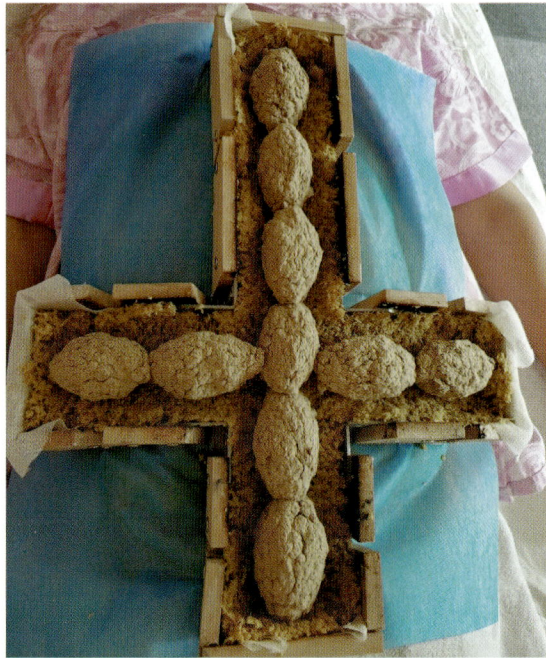

彩图 11　任带灸

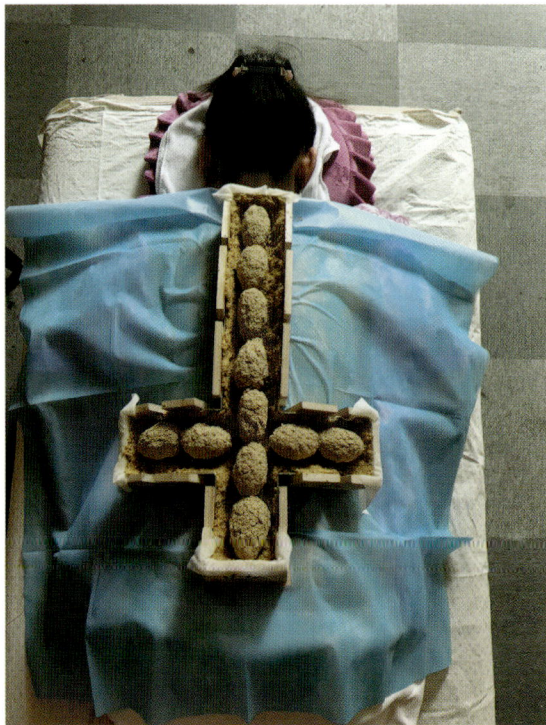

彩图 12　督带灸

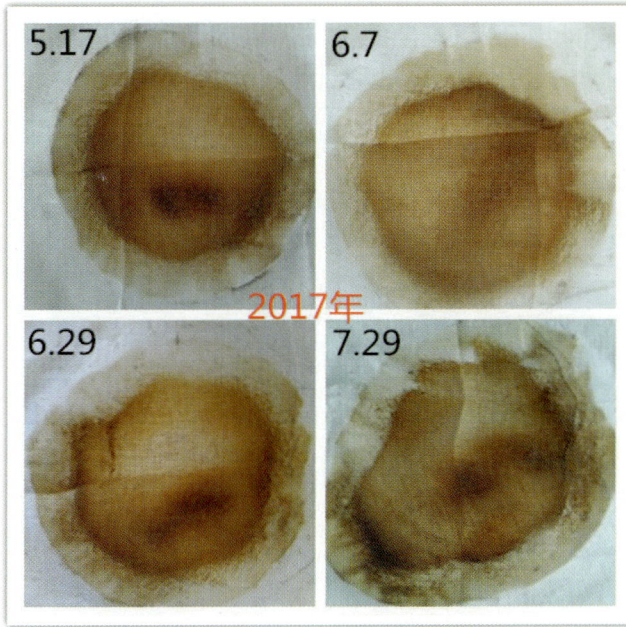

彩图 13　产后胸背冷痛艾布变化 1

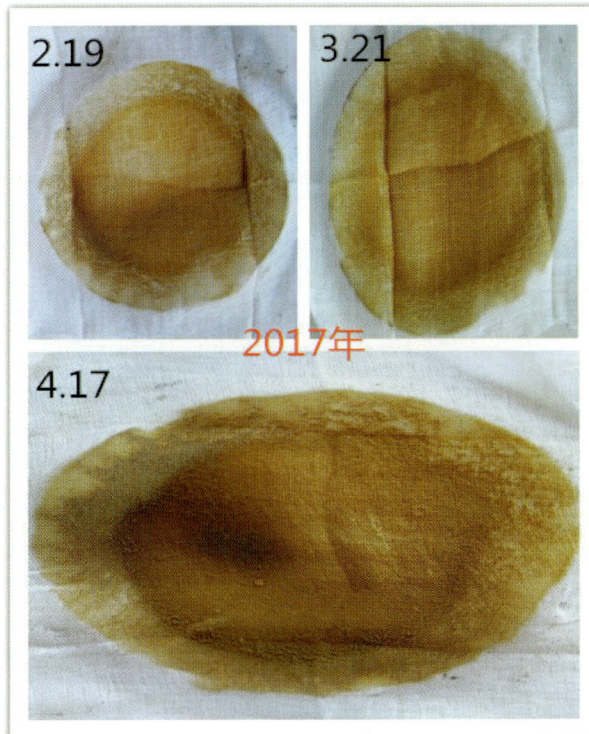

彩图 14　产后胸背冷痛艾布变化 2

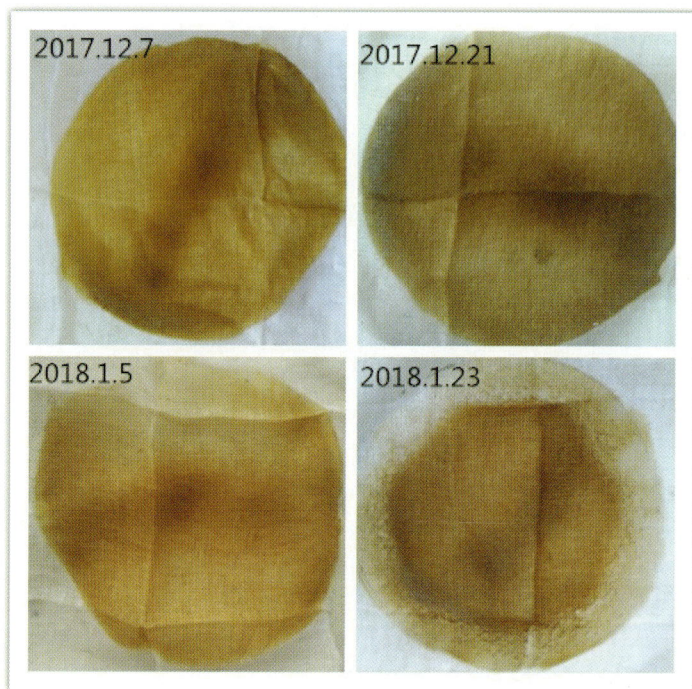

彩图 15　产后胸背冷痛艾布变化 3